# WER BRAUCHT SCHON GUTES PERSONAL?

Christian Henrici

# WER BRAUCHT SCHON GUTES PERSONAL?

## Erfolgreich Führen in der Zahnarztpraxis

QUINTESSENZ VERLAG

Berlin, Chicago, Tokio, Barcelona, Istanbul, London, Mailand, Moskau,
Neu-Delhi, Paris, Peking, Prag, São Paulo, Seoul, Singapur und Warschau

**Bibliografische Informationen der Deutschen Nationalbibliothek**

Die Deutsche Nationalbibliothek verzeichnet diese Publikation in der deutschen Nationalbibliografie; detaillierte bibliografische Daten sind im Internet über <http://dnb.ddb.de> abrufbar.

QUINTESSENZ VERLAG

Postfach 42 04 52; D–12064 Berlin
Ifenpfad 2–4, D–12107 Berlin



Covergestaltung: Catrin Menzel, Quintessenz Verlags-GmbH, Berlin
Illustrationen: Valeri Ivankov, Quintessenz Verlags-GmbH, Berlin
Layout und Herstellung: Janina Kuhn, Quintessenz Verlags-GmbH, Berlin
Textredaktion: Journalistenbüro text & image, Mannheim
Druck und Bindung: AZ Druck und Datentechnik GmbH, Berlin

ISBN: 978-3-86867-105-6
Printed in Germany

# Inhalt

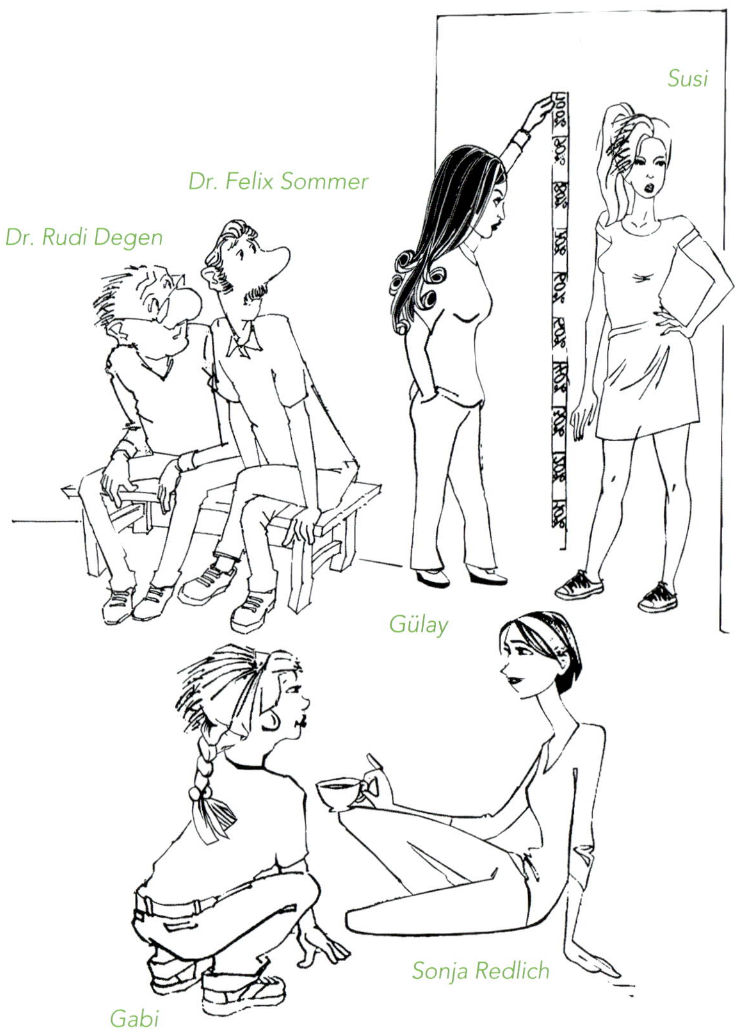
Susi
Dr. Felix Sommer
Dr. Rudi Degen
Gülay
Sonja Redlich
Gabi

# Statt einer Einführung

## Noch ein Ratgeber? Oh weh!

Mit gut gemeinten Ratschlägen ist das so eine Sache – entweder sie kommen zu spät, oder ausgesprochen ungelegen. In der Regel wissen die meisten von uns schon, dass in einer Situation dringend Handlungsbedarf besteht, bevor die ersten Ratgeber uns mit ihren Weisheiten beglücken – und ehrlich gesagt: Auf den berühmten „Finger in der Wunde" legt doch niemand gesteigerten Wert.

Warum also zu der Flut von guten Ratschlägen in gebundener Form – über Frauen, die nicht einparken können, Männer, die nie zuhören und Menschen, die nur ein Viertel ihres Gehirns nutzen – noch ein weiteres Buch in die Ratgeber-Ecke einsortieren? Ganz einfach, weil auch für Sachbücher mit beratendem Charakter gilt: „Der Ton macht die Musik." Die Erfahrung als Autor zeigt: Literarische Hilfe ist durchaus willkommen, wenn sie echte, praxisorientierte Vorschläge liefert und auf Phrasendrescherei verzichtet. Das Buch in Ihren Händen ist sicher nicht das erste, das jemals über Personalführung für die Zahnarztpraxis geschrieben wurde, aber vielleicht eines, das Sie auch zu Ende lesen werden. Warum das so ist? Denken Sie mal an Ihre Schulzeit zurück – sicher hatten auch Sie den einen oder anderen Lieblingslehrer, der selbst die trockenste Materie so interessant vermitteln konnte, dass sie sich für das ganze Leben in Ihrem Gedächtnis eingeprägt hat. Und dabei handelte es sich meist um einen Lehrstoff, der extrem wichtig war, um das „große Ganze" zu erreichen.

Auch in der Zahnarztpraxis gewinnen Themen, die nicht unbedingt zu Ihren „Lieblingsfächern" gehören, immer mehr an Bedeutung. Personal zu fördern, nach persönlichen Stärken einzusetzen und zu motivieren, ist eines davon. Denn der Druck auf die deutschen Zahnmediziner nimmt zu: Neue gesetzliche Rahmenbedingungen, zunehmender Wettbewerb und steigende Fixkosten gehören zu den neuen Herausforderungen. Auch die Selbstwahrnehmung der Patienten hat sich verändert. Mit dem steigenden Anteil an Eigenleistungen, den Patienten aus eigener Tasche zahlen müssen, begreifen sich diese mehr und mehr als „Kunden" und erwarten von ihrem Zahnarzt, dass er „als Dienstleister" optimale Leistungen erbringt und „attraktive Angebote" bietet. Wer diesen Trend ernst nimmt, ist auf Mitarbeiter angewiesen, die sich mit dem Praxisziel identifizieren und gegenüber den Patienten so kunden- und serviceorientiert auftreten, wie beispielsweise Personal im Hotelgewerbe.

Besonders für junge Zahnärzte, die sich in der Gründungsphase einer eigenen Praxis befinden, oder gerade erst niedergelassen haben, ist der tägliche Spagat zwischen zahnmedizinischem Praxisalltag und Unternehmertum eine große Herausforderung. Hinzu kommt: Die Praxisstruktur in Deutschland ändert sich zunehmend. Der Anteil an Frauen, die als Zahnärztinnen Karriere machen und gleichzeitig ihren Beruf mit der Familienplanung in Einklang bringen möchten, steigt stetig. Der Trend geht in Richtung Gemeinschaftspraxis, flexiblere Arbeitszeiten und Verantwortungsteilung. Doch ganz gleich, welche Praxisform gewählt wird und wie viele Zahnärzte und -ärztinnen sich zusammentun, ein Erfolgsfaktor, der sich nie ändert, ist die Qualität und Leistungsbereitschaft des Personals. Das Prinzip der „leistungsgerechten Entlohnung" kann ein Weg sein, um aus Mitläufern Mitarbeiter zu machen. Doch dies in den Praxisalltag zu integrieren, ist alles andere als einfach. Die Erfahrung zeigt jedoch: „Wer wagt, gewinnt" und die Mühe lohnt sich langfristig auf jeden Fall.

Wenn Sie sich jetzt fragen, wo Sie zwischen Behandlungsstuhl und Steuererklärung noch die Zeit finden sollen, um Vorlesungen in Psychologie und Marketing zu belegen, dann rufen Sie sich wieder besagten Lehrer ins Gedächtnis, der Ihnen Algebra oder Chemie nahegebracht hat. War es nicht vielleicht so, dass er Ihnen das notwendige Wissen in Form von Geschichten verständlich gemacht hat, die die „tote Materie" mit Leben gefüllt und einen Bezug zur Praxis hergestellt haben? Keiner mag Belehrungen, aber jeder liebt Geschichten. Und je besser man die Protagonisten kennt, desto leichter ist der Zugang zur Botschaft. Sie haben keine Lust auf Thesen, Statistiken und Theorie? Dann haben Sie schon etwas gemeinsam mit dem Helden der nachfolgenden Geschichte, die wir Ihnen erzählen möchten. Auch für ihn ist das Thema Personalführung zunächst vor allen Dingen ein Abenteuer. Und da wir Geschichten, aber keine Märchen erzählen, wird auch nicht automatisch alles gut. Dieses Buch liefert keine Zauberformeln und Sie haben auch nicht drei Wünsche frei. Dafür öffnet es die Türen zu einer Zahnarztpraxis, die Ihnen möglicherweise bekannt vorkommt – genauso wie der ein oder andere Arzt, Helferin oder Praxismanagerin, die Ihnen in den Kapiteln begegnen. Hier stehen erfundene Figuren vor lebensechten Herausforderungen. Wenn Sie das ermutigt, in der Mitarbeitermotivation Ihre eigenen Wege zu gehen, hat die Geschichte für alle ein Happy End.

*Der Autor*

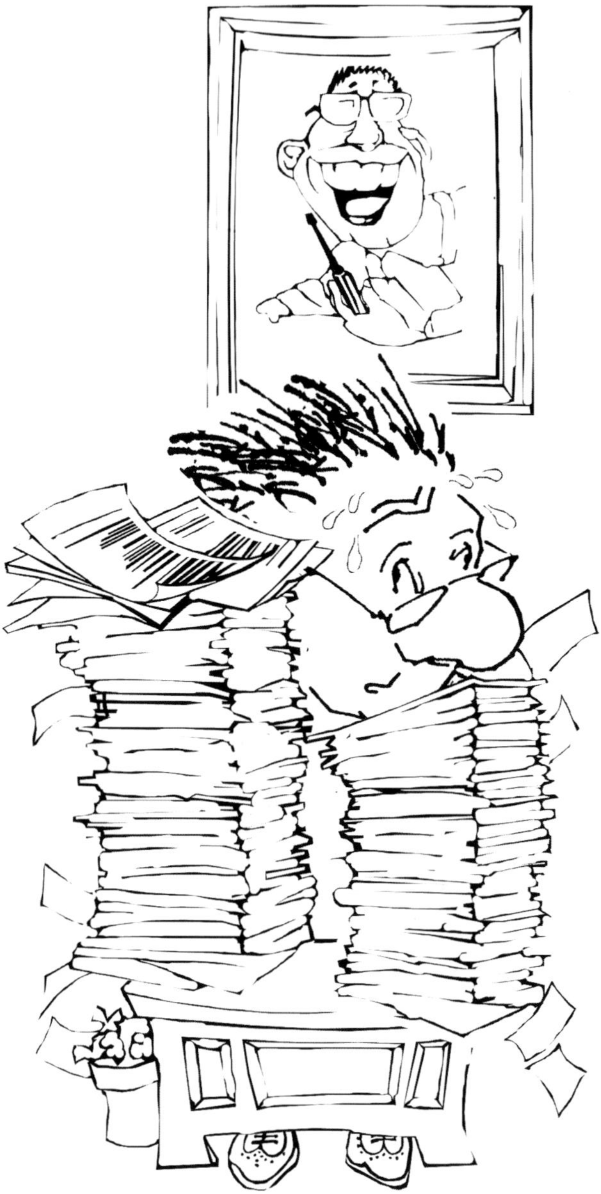

# „Als das Wünschen noch geholfen hat“ – Eskapismus im Haifischbecken

# 1

„Wenn der Wind der Veränderung weht, bauen die einen Mauern und die anderen Windmühlen.“ (Aus China)

*„Was?!“ Dr. Rudi Degen schreckt aus seinen Gedanken hoch, weil ein Lufthauch unerwartet sein Gesicht streift. Seine Augen folgen einem Blatt Papier, das wie ein Segel im Wind vor seinem Konterfei hin und her flattert. Erst jetzt nimmt er wahr, dass zwei Hände das vermeintliche Großsegel schwenken – genau genommen gehören die Hände seiner Praxishelferin Susi, was unschwer an den magentafarbenen Fingernägeln zu erkennen ist. Die Blondine steht vor seinem Schreibtisch und wippt ungeduldig auf den Füßen vor und zurück. Sein Blick wandert zögerlich nach oben. Sie scheint irgendetwas zu sagen. Der Zahnarzt starrt auf die Überdosis Pink auf ihren Lippen und schnappt dabei nur die Worte „angeklopft“ und „Unterschrift“ auf. Er schüttelt sich kurz, als hätte er Wasser in den Ohren und fragt dann nach einem Räuspern: „Was genau ist das, Fräulein Susi?“ „Handwerkerrechnung“, antwortet Susi in schnarrendem Tonfall. Der Zahnarzt dreht sich in seinem Bürostuhl abrupt in ihre Richtung und stößt dabei gegen die Tischkante. Ein Stapel aus Patientenakten, Produktbroschüren sowie Heil- und Kostenplänen gerät gefährlich*

*ins Wanken, doch Dr. Degen verhindert mit einem reflexartigen Griff den Einsturz. „Könnten Sie mir freundlicherweise in ganzen Sätzen antworten?", entgegnet er seiner Praxishelferin gereizt. Susi rollt mit den Augen und atmet hörbar aus.*

*In die Stille hinein klingelt draußen an der Anmeldung zum gefühlt sechzigsten Mal in der letzten halben Stunde das Telefon. „Tut mir leid, Doktor keine Zeit", vernimmt er die Stimme seiner Helferin Gülay durch die Tür. Den Rest der Konversation verschluckt eine Welle von hämmernden Geräuschen aus der Teeküche. Ein Klempner fräst dort gerade die Wand auf – er sucht nach einer undichten Stelle in einem Rohr, das den Aufenthaltsraum des Personals vor drei Tagen in einen Wasserspielplatz verwandelt hat. Dr. Degen zählt stumm von zehn auf null bis der Lärm verstummt. „Morgen Nachmittag leider kein Termin mehr frei", flötet Gülay höflich aber bestimmt in den Hörer. Dr. Degen seufzt: „Sie macht das ja eigentlich schon ganz gut", beruhigt er sich innerlich. Normalerweise ist Gülay nämlich gar nicht für die Anmeldung zuständig, da aber Gabi, seine Fachkraft für den Empfangsbereich, zum wiederholten Male an einem Freitag auf mysteriöse Weise erkrankt ist, sind ihm die Alternativen ausgegangen. „Was soll ich denn jetzt damit machen?", meldet sich Susi mit einem Augenaufschlag wieder zu Wort. Als sie den fragenden Blick ihres Chefs bemerkt, ergänzt sie schnell: „Ich meine, mit der Handwerkerrechnung wegen des Wasserrohrbruchs?" Diesmal schwenkt sie das Papier wie einen Fächer. „Bin ich denn für alles zuständig!? Warum legen Sie die nicht einfach in den Ablagekorb von Frau Redlich?", entgegnet Dr. Degen konsterniert. In diesem Moment fällt ihm auf, dass er seine Praxismanagerin, die ihn an zwei Tagen in der Woche bei der Buchhaltung unterstützt, heute noch gar nicht gesehen hat. „Die Redlich hat heute einen Urlaubstag, weil Sie die letzten zwei Wochen für Gabi am Empfang eingesprungen ist. Haben Sie das etwa vergessen?", antwortet Susi mit leicht vorwurfsvollem Tonfall. Langsam erinnert sich Dr. Degen an den Urlaubsantrag von Frau Redlich, den er zwi-*

*schen einer Kunststofffüllung und einer Zahnfarbnahme genehmigt hat. Plötzlich hört er ein Klopfen und sieht, wie Gülay zögerlich ihren Kopf durch den Türspalt schiebt. „Doktor", setze sie an, „Frau Müller schon wieder nicht zu Termin gekommen" Dem Zahnarzt fällt es schwer, seinen Unmut darüber vor seiner Mitarbeiterin zu verbergen: „Schon das vierte Mal im letzten halben Jahr!", flucht er leise vor sich hin. In seiner Nachmittagsplanung klafft nun wieder einmal ein Loch, wodurch der Praxis zum wiederholten Male bares Geld verloren geht. „Zumindest kann ich mich jetzt in Ruhe auf den Patienten mit der Wurzelkanalbehandlung vorbereiten", versucht er sich zu trösten. Susi räuspert sich, um sich bemerkbar zu machen und Gülays fragendes Gesicht ist ebenfalls noch nicht aus dem Türspalt verschwunden. Draußen klingelt wieder das Telefon. Ein Patient schaut durch die Tür und fragt, warum der Empfang nicht besetzt ist. Dr. Degen verspürt das dringende Bedürfnis, allein zu sein. Einfach nur Zahnarzt sein, ohne Papierkram, personelle Engpässe, unmotivierte Mitarbeiter und unzuverlässige Patienten. „Danke Gülay, ich sehe später in das Terminbuch", sagt er matt. „Kümmern Sie sich um den Empfang." Mit einer fahrigen Bewegung zeigt er gleichzeitig auf das Blatt Papier in Susis Hand. „Das können Sie bei mir lassen", fügt er gereizt hinzu. Während Susi im Eiltempo das Zimmer verlässt, beginnt in der Teeküche der nächste Satz der Presslufthammersinfonie. Dr. Degen hat das Gefühl, dass das Dröhnen in seinem Schädel widerhallt. Er hält die Luft an bis der Lärm endet. Stille. Mit der flachen Hand streicht er sich über die müden Augen, stützt schließlich seine Stirn auf die geballte Faust und versucht einen klaren Gedanken zu fassen. Als er den Kopf hebt, bleibt sein Blick an einem gerahmten Foto hängen, das auf der linken Seite des Aktenschranks Staub ansetzt. Der Messingrahmen glänzt nicht mehr, aber die Zeit, aus der es stammt, schillert in seiner Erinnerung in den rosigsten Farben. Er streckt sich nach dem Bild, greift danach und blickt gedankenverloren auf die inzwischen leicht gewellte Fotografie. Ein junger Mann im weißen*

*Arztkittel lächelt ihn stolz an. In seiner rechten Hand hält er einen Schraubenzieher, mit dem er kurz zuvor das Schild für seine erste eigene Praxis neben der Eingangstür festgeschraubt hat. War das wirklich er? Er sah damals so zuversichtlich aus, und irgendwie so, als könne ihn nichts erschüttern. Das ist jetzt über dreißig Jahre her. Kaum zu glauben. „Damals war alles besser", denkt er bei sich, „damals hatte ich noch Grund, optimistisch zu sein: Kein überflüssiger Admin-Kram, keine Hygienepläne, keine Konkurrenz aus dem Ausland. Dafür klare Hierarchien im Praxisteam und Patienten, denen man noch sagen konnte, was gut für sie ist. Außerdem waren die zahnmedizinischen Leistungen noch etwas wert! Jetzt höre ich mich schon an wie meine Tante Gerlinde, die ständig der guten alten Zeit nachtrauert", ermahnt er sich innerlich, während er an einem Bleistift kaut. Heute, am Ende seiner beruflichen Laufbahn, fühlt er sich müde und erschöpft angesichts des täglichen Kleinkriegs mit Erstattungsstellen, Patienten und vor allem seinen Mitarbeitern. Eigentlich sollte sein Personal ihn doch unterstützen und ihm nicht den letzten Nerv rauben. Wie gut, dass es nicht mehr lange bis zum wohlverdienten Ruhestand ist.*

*Zum Glück hat Dr. Degen auch bereits einen jungen Kollegen gefunden, der bereit ist, die Praxis zu übernehmen – Dr. Felix Sommer, frisch von der Uni und voller Tatendrang. Zunächst muss er seinen Nachfolger in spe aber erst einmal einarbeiten – fast wie damals, als sein Vorgänger ihn selbst auf den Start ins Berufsleben vorbereitet hat – mit dem Unterschied, dass Dr. Sommer gleich mit einem Sprung ins kalte Wasser beginnen würde. „Armer Tropf", bedauert ihn Dr. Degen insgeheim. Er lehnt sich zurück und atmet tief durch. „Andererseits denken die jungen Kollegen sowieso immer, sie wissen alles besser. Er wird sich die Zähne schon ausbeißen", schmunzelt der Praxischef verschmitzt in sich hinein. „Vielleicht hat der ‚Neue' aber auch tatsächlich ein paar gute Ideen. Eine Chance muss man ihm geben", murmelt er und nestelt das oberste Blatt vom Papierstapel auf seinem Schreibtisch...* ■

Soweit der Anfang der Geschichte. Zugegeben, ihre Inhalte sind frei erfunden und ein wenig überspitzt. Sie soll niemanden an den Pranger stellen und erst recht nicht verspotten, sondern nur ein wenig zum Nachdenken und zur Selbstreflektion anregen – stets mit einem Augenzwinkern, versteht sich. Vielleicht mussten Sie ja bereits an der einen oder anderen Stelle schmunzeln und haben insgeheim bei sich gedacht: „Das ist ja fast wie bei uns in der Praxis." Wundern würde mich das nicht, denn sind wir ehrlich: Der Praxisalltag liefert doch die besten Anekdoten. Manchmal sind sie eher belastend, oft aber auch amüsant, gelegentlich etwas skurril, nicht selten banal, aber immer einzigartig. Es „menschelt" eben überall. Die große Herausforderung für Sie als Zahnarzt und Praxisinhaber ist es, damit umzugehen und Ihr „Unternehmen" trotz allem auf Erfolgskurs zu halten. Hinzu kommen äußere Rahmenbedingungen, wie politische und gesetzliche Veränderungen, neue Regelungen und Vorschriften, zunehmender Wettbewerbsdruck, steigende Fixkosten und unzureichende Honorierungssysteme, die Ihnen diese Aufgabe nicht gerade leichter machen. Die Zeiten sind zweifellos härter geworden und der Arbeitsalltag wird zur täglichen Belastungsprobe – sowohl für junge Zahnärzte als auch für erfahrene Kollegen. Vieles hat sich geändert im Vergleich zu früher – den „guten alten Zeiten". Aber waren diese Zeiten wirklich gut? In wirtschaftlicher Hinsicht sicher. Denn vor 30 Jahren waren zahnärztliche Leistungen noch etwas wert, der zahnärztliche Beruf ein Garant für Wohlstand und Anerkennung bis ins hohe Alter. Es gab keine Konkurrenz aus dem Ausland, die Patienten waren zufrieden mit den Leistungen und die Mitarbeiter taten das, was der Chef ihnen sagte – ohne wenn und aber. Um Qualitätsmanagement und Praxiskennzahlen scherte sich niemand. Und die Frage, ob die Zahnarzthelferin zufrieden mit ihrem Gehalt und ihrem Verantwortungsbereich ist, stellte sich einfach nicht. Sie hatte zufrieden zu sein. Punkt. „Wo komme ich denn hin, wenn ich mich bei jedem schlecht gelaunten Gesichtsausdruck einer Helferin frage, was ich tun kann, um das zu ändern?" So argumentieren manche „Praxis-Patriarchen" auch heute noch. Die Idee, dass Arbeit Freude machen kann und soll, und dass davon nicht nur der Einzelne, sondern auch die gesamte Zahnarztpraxis und die Patienten profitieren, ist ihnen fremd. Bei anderen Kollegen hat bereits ein Umdenken stattgefunden. Sie haben gemerkt, dass eine neue Art von Zahnarztpersönlichkeit gefragt ist: Der Fachmediziner und Unternehmer, der sowohl die „Hard Skills" als auch die „Soft Skills" beherrscht und für den seine Mitarbeiter mehr als „Erfüllungsgehilfen" sind, die Dienst nach Vorschrift machen. Ihm ist klar:

! *Wettbewerbsvorteile gegenüber seinen Kollegen entstehen auch durch die Auswahl des richtigen Personals.*

Denn um seiner „Doppelrolle" als Zahnarzt und Unternehmer gerecht werden zu können und wirtschaftlich erfolgreich zu arbeiten, muss sich der Praxischef von heute um viel mehr kümmern als sein Kollege vor 30 Jahren – und ist deswegen umso mehr auf qualifiziertes und motiviertes Personal angewiesen. Doch wie lässt sich eine kontinuierlich hohe Leistungsbereitschaft mit einem vergleichsweise geringen Helferinnen-Gehalt in Einklang bringen? Fest steht: Neue Zeiten erfordern neue Wege. Um diese zu gehen, braucht es Mut, Einsicht und Lernbereitschaft – aber vor allem auch ein professionelles Praxismanagement. Ein solches möchte ich Ihnen nachfolgend vorstellen. Es basiert auf leistungsgerechter Entlohnung, Fairness, Teamspirit, Transparenz und Respekt. Mit „Kuschelkurs" hat das alles nichts zu tun, es ist vielmehr eine neue Art der Personalführung und -bindung, die letztendlich allen zugutekommt. Doch bevor ich tiefer in die Materie eindringe, schauen wir erst einmal, wie es in der Geschichte weitergeht...

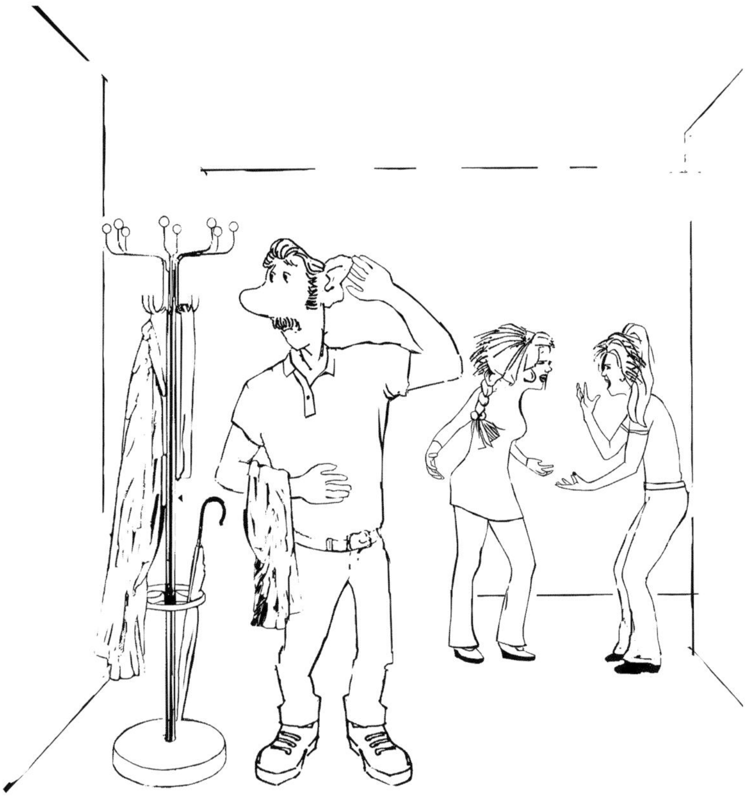

# „Der Lauscher an der Wand" oder: Start mit unerwarteten Einblicken

# 2

„Wenn wir irgendetwas unterschätzen in unserem Leben – dann ist es die Wirkung der Freundlichkeit." *(Marc Aurel)*

*„Der erste Tag in der neuen Praxis!" Dr. Felix Sommer jubelt innerlich bei dem Gedanken. Er nimmt zwei Stufen auf einmal, während er die kleine Treppe bis zur Eingangstür hinaufsteigt. Sein Blick fällt auf das angelaufene Messingschild mit den inzwischen rostigen Schrauben und den leicht verblassten Buchstaben. „Dieser Teil der Praxis hat seine besten Zeiten wohl hinter sich", denkt er amüsiert, als er den Klingelknopf anvisiert. Dass am Wirkungsort von Dr. Degen, dessen Nachfolge er antreten soll, einiges einer „Frischzellenkur" bedarf, war ihm schon nach seinem ersten Besuch klar gewesen. Dennoch – er freut sich auf diese Herausforderung. Nach Jahren der Theorie im Hörsaal und seiner Approbation als Zahnarzt hatte er in einer Klinik an der „Wirklichkeit" geschnuppert und beschlossen, dass ihm diese Variante der Berufsausübung deutlich zu anonym war. Also verbrachte er seine Assistenzzeit in einer Gemeinschaftspraxis. Die beiden Fachzahnärzte wussten nicht nur am Behandlungsstuhl zu überzeugen. Sie setzten auf motivierte Mitarbeiter und solide ökonomische Planung. Die Arbeit in diesem engagierten Team hatte ihm Spaß gemacht – und frühzeitig einen*

*Entschluss in ihm reifen lassen: Er wollte sich in das Abenteuer der eigenen Praxis stürzen, sich selbst etwas aufbauen und sehen, ob er ebenfalls ein Team führen konnte. Was für ein Glücksfall, dass er direkt nach dem Auslaufen seines Vertrags auf die Annonce von Dr. Degen gestoßen war. Ganz nach der alten Schule, als Anzeige in einer zahnärztlichen Wochenzeitung. Dr. Sommer schmunzelt, als er sich erinnert. Von Internet und neuen Medien hatte sein Vorgänger in spe wohl nur von seinen Enkeln gehört. „Noch einmal durchatmen und den Augenblick genießen", denkt er. Nicht viele seiner Freunde von der Universität hatten das Glück gehabt, so schnell eine passende Praxis zu finden. Viele wollten dies auch gar nicht und hatten sich stattdessen für die Sicherheit eines Angestelltenverhältnisses entschieden. Die meisten erhofften sich davon, Familie und Beruf besser in Einklang bringen zu können und geregeltere Arbeitszeiten zu haben. Auch die Verantwortung für eine eigene Praxis mit all dem administrativen Aufwand wollten sie alleine nicht schultern. Doch er, Felix Sommer, dachte nicht so. Er freute sich auf seinen ersten Tag als niedergelassener Zahnarzt.*

*Und so ist er an seinem besagten ersten Tag auch pünktlich in der Praxis. Seine Augen schweifen in Richtung des Fensters, das ihm von der Treppe aus freie Sicht auf den Empfangsbereich gewährt. Eine Brünette mit Pferdeschwanz sitzt dort mit dem Rücken zu ihm und fühlt sich scheinbar unbeobachtet. Auf dem Bildschirm, auf den sie starrt, poppen immer wieder bunte Fenster auf. Dr. Sommer erkennt den Web-Auftritt eines bekannten Stadtmagazins. Offenbar widmet sich die Dame an der Anmeldung gerade der Planung des kommenden Wochenendes. Im nächsten Moment öffnet sich die Tür zum Behandlungszimmer und Dr. Degen geht mit eiligen Schritten auf die Anmeldung zu. Er nestelt sich den Mundschutz aus dem Gesicht als die Brünette hastig die Website schließt. Dr. Sommer hat genug gesehen und drückt den Klingelknopf. „Das ist ja schon der junge Kollege", stellt Dr. Degen leicht gehetzt fest und schüttelt seinem Gegenüber die Hand. „Ihr ers-*

*ter Tag hier steht leider unter keinem guten Stern, mein Lieber", fügt er mit gequältem Lächeln hinzu und zwängt sich neben seine Helferin hinter die Anmeldung. „Fräulein Gabi, taugen Sie hier nur zur Dekoration oder können Sie sich auch nützlich machen? Wo haben wir denn den Terminplaner?", zischt er gereizt und kramt aus der Tiefe einer Schublade ein abgegriffen aussehendes Buch mit schwarzem Ledereinband heraus, in dem er umständlich zu blättern beginnt. „Gerade eben haben zwei Schmerzpatienten angerufen und das Wartezimmer ist voll, mal sehen, wo wir die noch einschieben können." Endlich findet er die gesuchte Seite und runzelt die Stirn. „Warum konnte das nicht gestern passieren. Da haben zwei Patienten abgesagt und einer ist ohne Abmeldung nicht erschienen", bemerkt er seufzend. „In den nächsten zwei Stunden kann ich mich leider kaum um Sie kümmern, aber Fräulein Susi zeigt Ihnen noch einmal alles, was Sie wissen müssen. Ihr letzter Besuch hier ist auch schon wieder ein paar Wochen her". „Keine Sorge, ich werde mich schon zu beschäftigen wissen", beruhigt Dr. Sommer seinen sichtlich gestressten Kollegen. „Wo ist eigentlich Fräulein Susi?" Mit fragendem Gesichtsausdruck wendet dieser sich wieder seiner Helferin Gabi zu. „Ähm…", beginnt sie stockend, „… wahrscheinlich in der Frühstückspause." „Seit fast einer Stunde!?", hakt Dr. Degen konsterniert nach. Gabi zuckt ratlos mit den Schultern. „Wie wäre es, wenn Sie zurück zu Ihrer Behandlung gehen und ich erst einmal meinen Mantel aufhänge. Ihre Helferin wird sicher jeden Moment zurückkommen", schlägt Dr. Sommer vor. „Und Sie kommen wirklich zurecht?", fragt dieser eher rhetorisch nach. „Kein Problem", beruhigt er ihn. Dr. Degen lächelt dankbar und verschwindet mit wehendem Arztkittel durch die Tür zum Behandlungszimmer. Auf dem Weg zur Garderobe fällt Dr. Sommer eine halboffenstehende Milchglastür ins Auge. Neugierig tritt er ein. Der Geruch von nassem Mörtel steigt ihm in die Nase. Die Tapete mit einem Schilfgrasmuster, das vermutlich in den 80er Jahren der letzte Schrei war, hängt in Fetzen von der Wand und eine Fräs-*

*maschine hat bereits breite Furchen hinterlassen. „Offensichtlich ein Wasserrohrbruch", denkt er bei sich. Hoffentlich ist hier nicht alles so marode wie die Wasserleitungen. Vielleicht hätte er bei der Begehung doch genauer hinsehen sollen. Er erinnert sich, dass in diesem Raum eine kleine Teeküche untergebracht war, die schon vor dem Malheur mit dem kaputten Rohr nicht gerade einladend aussah. „Kein Wunder, dass es das Personal in den Pausen aus dem Haus treibt", murmelt er. In diesem Moment hört er, wie von draußen jemand durch die Eingangstür kommt. „Du hast Nerven so lange wegzubleiben. Der Chef hat Dich schon gesucht", vernimmt er Gabis keifende Stimme. „Den Aufstand kannst Du Dir sparen", reagiert Susi gelassen. „Wenn Du nicht wieder mal dein Wochenende selbst verlängert hättest, hätte Gülay nicht deine Schicht an der Anmeldung übernehmen müssen und ich nicht ihre bei der Behandlungsvorbereitung", säuselt Susi betont lässig. Gabi schnappt nach Luft. „Das ist eine böswillige Unterstellung", ruft sie empört. „Schrei ruhig noch lauter. Die Patienten im Wartezimmer sind auch interessiert", kontert die Blonde. „Wie auch immer", fügt sie hinzu. „Für die paar Kröten, die ich hier verdiene, gedenke ich nicht auch noch regelmäßig Überstunden zu machen. Du kannst das ja halten, wie du willst."*

*Die beiden Frauen laufen in Richtung Garderobe, ohne Dr. Sommer in der Teeküche zu bemerken. „Übrigens", sagt Gabi, die mit verschränkten Armen an der Wand lehnt, süffisant, „der Neue ist kurz vor Dir eingetroffen und Du sollst Dich um ihn kümmern." „Und warum macht Dr. Allgegenwärtig das nicht selbst?", fragt Susi genervt. „Weil sich zwei Schmerzpatienten angemeldet haben und er keine Zeit hat", antwortet die Brünette und schlendert wieder Richtung Anmeldung. „Und wie hat der Chef sich das vorgestellt? Soll ich vielleicht für ihn steppen?", ruft Susi ihrer Kollegin hinterher. „Dir wird schon etwas einfallen", antwortet diese im schadenfrohen Tonfall. „Zeige ihm unseren sensationellen Praxisshop oder unseren gut organisierten Lagerraum", fügt sie leicht ironisch hinzu. „Sehr witzig", zischt die Blonde durch die Zähne. „Das fängt ja gut an", denkt Dr. Sommer, als er sich wenige Minuten später aus der Teeküche schleicht. Hier scheint ja einiges im Argen zu sein. Im Flur trifft er auf Susi, die ihn mit einem filmreifen Lächeln begrüßt. „Sie müssen Dr. Sommer sein", freut sie sich überschwänglich. „Wir haben uns bei Ihrem ersten Besuch noch nicht kennengelernt, aber es wird Ihnen hier bestimmt gefallen und wir können jede Unterstützung gebrauchen", fügt sie hinzu. „Ja, das glaube ich auch", antwortet der junge Zahnarzt mit einem vielsagenden Lächeln…* ■

Die Vermutung von Dr. Sommer, dass „einiges im Argen liegt", wird sich schon bald als durchaus berechtigt erweisen. Denn fest steht: Viele Praxisinhaber sind mit dem „Mix" aus organisatorischen, personalpolitischen und wirtschaftlichen Angelegenheiten schlichtweg überfordert. Tatsache ist auch, dass die Nachfolger von alteingesessenen Praxisinhabern oftmals einiges anders machen möchten, wenn sie eine Praxis übernehmen. Doch Enthusiasmus allein reicht nicht und im zahnmedizinischen Studium stehen weder betriebswirtschaftliche Inhalte noch Personalführung, Qualitätsmanagement oder das Erstellen von Hygieneplänen auf dem Lehrplan. Eigeninitiative in Form von Weiterbildung ist daher gefragt, denn wie sonst kann ein Zahnarzt auch seiner Rolle als Unternehmer gerecht werden? Wissensdefizite in diesem Bereich begünstigen spätere betriebswirtschaftliche Missstände in der Praxis, die trotz großer fachlicher Kompetenz und vollen Wartezimmern entstehen können.

## Nur zufriedene Mitarbeiter schaffen zufriedene Patienten!

In unserer Geschichte hat Dr. Sommer diese Problematik frühzeitig erkannt und sich bereits während seines Studiums zusätzliche Kenntnisse in Betriebswirtschaft und Praxisführung angeeignet. Renommierte Schulungsanbieter beobachten jedoch, dass der Prozentsatz junger

Zahnärzte, die sich vor der Übernahme einer eigenen Praxis gezielt betriebswirtschaftlich fortbilden, sehr gering ist. Die Auswirkungen zeigen sich meist nicht sofort, sondern erst nach einer gewissen Zeit, wenn sich die Umsatzzahlen nicht so entwickeln wie erwartet, Mitarbeiter ständig wechseln, oder die Praxis „unterm Strich" einfach nicht genug abwirft. Die häufigen Personalwechsel resultieren wiederum aus einer meist niedrigen, leistungsunabhängigen Bezahlung und einer damit einhergehenden Mitarbeiterunzufriedenheit. Gleichzeitig steht der Zahnarzt als Praxischef und Leistungserbringer vor der Situation, Patienten bei immer mehr zahnmedizinischen Leistungen immer höhere Zuzahlungen erklären zu müssen. Damit steigt für jeden Zahnarzt der Druck, sich mit einem überzeugenden Leistungsspektrum, effizienten, „patientenfreundlichen" Strukturen und einem modernen äußeren Erscheinungsbild zu profilieren – eine Herausforderung, die es früher in dieser Form nicht gab und die in Zukunft noch zu einer wesentlichen Neuorientierung von Zahnärzten im Gesundheitswesen führen wird. Erschwerend kommt hinzu, dass die realen Praxiseinnahmen stetig sinken. Diese bedrohliche Entwicklung manifestiert sich unter anderem in einer nicht zeitgemäßen und denkbar leistungsungerechten Gebührenordnung, die auch nach ihrer aktuellen Novellierung keine Hoffnung auf eine spürbare Verbesserung der wirtschaftlichen Situation im zahnmedizinischen Bereich zulässt. Der Realwertverlust des Honorars beläuft sich heute bereits auf etwa 60 Prozent! Neben den Vergütungsstrukturen im vertragszahnärztlichen Bereich, die sich weitgehend außerhalb eines betriebswirtschaftlich stimmigen Rahmens abspielen, gewinnt die GOZ für die Abrechnungs- und Einnahmeseite der zahnärztlichen Praxen aber zunehmend an Bedeutung. Wurden im Jahr 2000 noch etwa 40 Prozent aller Einnahmen über die GOZ abgerechnet, so sind es 2010 bereits über 50 Prozent – Tendenz weiter steigend. Höhere Umsätze erzielen aber vorwiegend spezialisierte Praxen mit einem hohen Anteil an Privatpatienten – doch diese investieren ihr Geld nur in Praxen, in denen sie sich fachlich gut versorgt und menschlich optimal betreut fühlen. Denn Patienten haben sehr feine Antennen dafür, wenn der „Stallgeruch" nicht stimmt, oder es innerhalb des Praxisteams kriselt. Und sind wir ehrlich: Niemand kann es sich heute leisten, Patienten aufgrund von internen Problemen zu verlieren. Das nachfolgende Schaubild verdeutlicht die von Zahnärzten in einer Umfrage genannten Ziele, die neben oder zur Gewinnoptimierung verfolgt werden. Um die betriebswirtschaftlichen, organisatorischen und strategischen Kennzahlen zu ermitteln, hat der Zahnarztsoftwarehersteller Dampsoft seine Schulungskunden befragt und diese Ergebnisse empirisch ausgewertet.

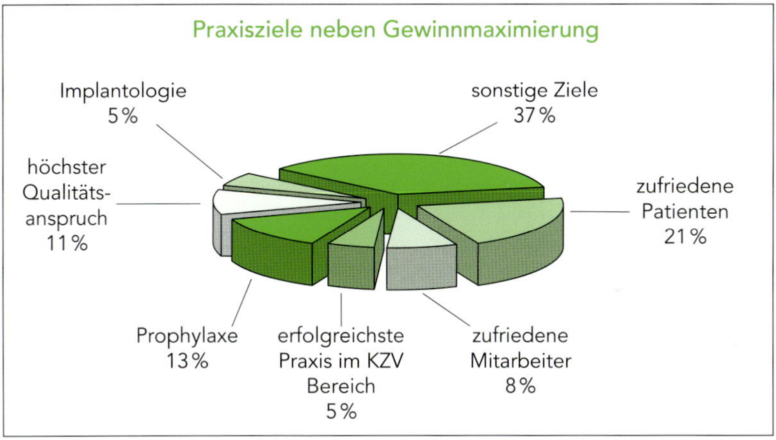


Die Zahlen machen deutlich, dass die „Zufriedenheit der Mitarbeiter" als Erfolgsfaktor für die Praxis noch immer unterbewertet wird. Dabei steht fest: „Nur zufriedene Mitarbeiter schaffen zufriedene Patienten!" Mitarbeiter, die Unzufriedenheit ausstrahlen und nur „Dienst nach Vorschrift" machen, sind dagegen Garanten dafür, dass Sie Patienten verlieren. Und „Dienst nach Vorschrift" machen immerhin rund 67 Prozent aller Praxisangestellten! Zu diesem Ergebnis kam das Institut GALLUP[1] in einer Befragung. Lediglich

[1] Gallup GmbH: www.gallup.de, Engagement Index, Berlin 2010 und 2011.

13 Prozent arbeiteten voll motiviert, 20 Prozent gaben an, innerlich mit ihrem Arbeitsplatz abgeschlossen zu haben. Das bedeutet: Jedem 5. Mitarbeiter ist es völlig egal, wie sein Verhalten sich auf sein Arbeitsumfeld auswirkt. Die Schuld an dieser Einstellung gaben die Befragten fast ausnahmslos einem schlechten Praxismanagement.

! *Negatives Verhalten verbreitet sich wie ein Domino-Effekt*

Die Praxiskultur bestimmt nicht aber nicht nur den Umgang untereinander, sondern auch den Umgang mit den Patienten. Haben Sie schon einmal hingehört, wie Ihre Mitarbeiter am Ende der Sprechstunde über die Patienten sprechen? Und wie sprechen Sie selbst hinter verschlossenen Türen über Ihre Mitarbeiter? Tatsache ist: Negatives Verhalten verbreitet sich wie ein Domino-Effekt über alle Hierarchieebenen und „vergiftet" das gesamte Betriebsklima. „Meist dauert es nicht länger als ein oder zwei Wochen, bis Mitarbeiter ihre Kunden genauso behandeln, wie sie selbst von ihrem Chef behandelt werden", sagte einmal Wal-Mart-Gründer Sam Walton. Dieser Satz hat für alle Branchen Gültigkeit – auch für die Zahnmedizin. Im Umkehrschluss wirkt sich positives Verhalten ebenso wellenförmig auf alle Ebenen aus. Insofern muss positives Verhalten über alle Hierarchien hinweg gelebt, gefördert und gefordert werden. Ein positives Miteinander, ein wertschätzender, freundlicher Umgangston wirken sich nicht nur auf die Leistungsbereitschaft Ihres Personals aus, sondern auch auf das Wohlbefinden Ihrer Patienten. Hirnforscher haben herausgefunden: Nur in einem positiven Klima gedeihen Kreativität, Spaß an der Arbeit und Engagement.

Auch Dr. Degen in unserer Geschichte hat sich noch nie die Frage gestellt, wie es seinen Mitarbeitern eigentlich geht und welche Wünsche und Ziele diese haben. Das soll sich nun ändern…

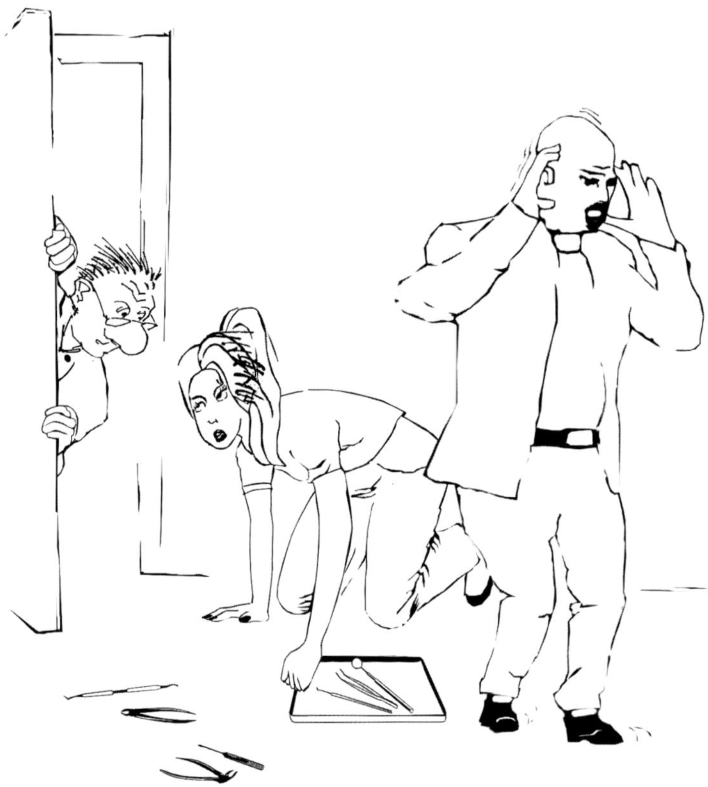

# „Das haben wir schon immer so gemacht" – Wer nicht mit der Zeit geht, der geht mit der Zeit

3

„Wenn man einen Menschen richtig beurteilen will, so frage man sich immer: ‚Möchtest du den zum Vorgesetzten haben?'"

*(Kurt Tucholsky)*

*„Verdammt noch mal, das darf doch nicht wahr sein!" Ein metallenes Scheppern veranlasst Dr. Degen seine Arbeit am Schreibtisch zu unterbrechen. Auf der Suche nach dem Auslöser sieht er seine Helferin Susi, die schimpfend auf dem schlammgrünen Filzteppich im Flur kniet und die um sie herum verstreuten Küretten, Zahnspiegel und Abdrucklöffel geräuschvoll zurück in eine Aluminiumschale wirft. Ein Patient mit fragendem Gesichtsausdruck bleibt vor ihr stehen: „Entschuldigung, wo finde ich denn hier die Toiletten?", beginnt er vorsichtig. „Haben Sie das Schild am Empfang nicht gesehen?", blafft ihn die Helferin an. „Den Gang entlang und vorne rechts." „Unverschämtheit", murmelt der ältere Mann und geht in Richtung des Empfangs. „Wer lesen kann, ist klar im Vorteil", zischt Susi leise durch die Zähne. „Fräulein Susi, leiden Sie seit neuestem am Tourette-Syndrom oder sind Sie einfach nur wieder mal schlecht gelaunt?", fragt der Zahnarzt seine Mitarbeiterin barsch. Sie erhebt sich mit der Schale in den Händen energisch vom Boden, streicht ihren Kittel glatt und pustet sich*

*eine Strähne aus der Stirn. „Und wie reden Sie eigentlich mit den Patienten!?! Ich habe Ihnen schon hundert Mal gesagt, Sie sollen einen anderen Ton an den Tag legen!", setzt der Chef nach. Tränen der Wut steigen Susi in die Augen. „Ja, ja, die Patienten...", ärgert sie sich im Stillen. „Erst vorhin der Typ, der seine Versicherungskarte vergessen hatte, dann die Frau, die wegen ihrer Zahnschmerzen vorgezogen werden wollte und jetzt auch noch der Methusalem mit der Leseschwäche! Und das alles zusätzlich zu dem ganzen Stress und dem neuen Qualitätsmanagement. Immer mehr bekommt man aufgeladen!" „Sie wissen genau, wie viel ich zu tun habe!", verteidigt sich Susi gegenüber ihrem Chef. „Das ist trotzdem kein Grund, sich gegenüber den Patienten wie die Axt im Walde zu benehmen", maßregelt Dr. Degen sie. „Also reißen Sie sich gefälligst zusammen, sonst wird Ihr Verhalten irgendwann Konsequenzen haben", droht er seiner Helferin unterschwellig. Dass andere Mitarbeiter die Auseinandersetzung mitbekommen, stört ihn nicht. Wütend lässt er Susi im Flur stehen. „Vielleicht hättest Du mehr Zeit, um die Instrumente zu sterilisieren, wenn du ab und zu etwas früher aus der Pause zurückkommen würdest", zischt Gabi ihrer Kollegin im Vorbeigehen in süffisantem Tonfall zu. „Das einzige, was hier sterilisiert werden muss, ist dein loses Mundwerk", presst die Angesprochene gereizt hervor. Aus dem Wartezimmer ist vereinzeltes Hüsteln zu hören. Einige Patienten beginnen amüsiert zu kichern. Die Szene auf dem Flur hat inzwischen auch Dr. Sommer auf den Plan gerufen, der eigentlich gerade eine Fissurenversiegelung vorbereiten wollte. „Ich muss doch sehr bitten, meine Damen", setzt der junge Zahnarzt freundlich an, „wir sollten unsere Konflikte doch nicht vor unseren Patienten austragen. Vielleicht könnten Sie ja stattdessen lieber mal nachsehen, ob die Magazine im Wartezimmer noch auf dem neuesten Stand sind." „Ähm, ja, ich kümmere mich darum", stammelt Gabi und bewegt sich in Richtung Wartezimmer. „Und Sie haben doch sicher auch noch etwas Wichtiges zu tun?", wendet er sich fra-*

*gend an Susi. „Sicher", antwortet diese knapp während sie schon weiter läuft. Dr. Degen schaut seinen Mitarbeiterinnen kopfschüttelnd hinterher. „Der reinste Hühnerhof ist das hier, das macht mich wirklich manchmal wahnsinnig! Immer und überall muss ich hinterher sein und aufpassen, dass der Zickenkrieg nicht außer Kontrolle gerät und der Praxis schadet", raunt er verärgert. „Nun ja", beginnt Dr. Sommer und senkt seine Stimme. „Genau über dieses Thema möchte ich mich eigentlich schon länger mit Ihnen unterhalten." Er folgt seinem Kollegen in dessen Arbeitszimmer und schließt die Tür.*

*Dr. Degen steht mit dem Rücken zu ihm an seinem Schreibtisch, auf den er sich mit beiden Armen aufstützt. Er hält den Kopf leicht gesenkt, als würde er über etwas nachdenken, mit einem Mal aber dreht er sich schwungvoll zu Dr. Sommer und schaut ihm herausfordernd ins Gesicht. „Denken Sie etwa, ich bemerke nicht, was um mich herum passiert?", bricht es aus ihm heraus. „Dass Gabi ihre Freizeitgestaltung schon in der Praxis organisiert, Susi, wenn der Feierabend näher rückt, alle fünf Minuten auf die Uhr sieht, Gülay sich aus allem heraushält, um nicht zwischen die Fronten zu geraten und generell jeder bemüht ist, nur nicht mehr als der andere zu tun?" Dr. Sommer versteht den Ausbruch seines Kollegen. „Das musste wohl mal raus", bemerkt er sachlich. „Vielleicht ist das beim Praxisteam genauso", gibt er vorsichtig zu bedenken. „In der Praxis, in der ich meine Assistenzzeit abgeleistet habe, haben die Kollegen gute Erfahrungen mit regelmäßigen Teamsitzungen gemacht", fährt er fort. „Ach, kommen Sie mir doch jetzt nicht mit im Kreis sitzen und Jasmintee trinken", fällt Dr. Degen ihm verärgert ins Wort. „Auf was soll das denn hinauslaufen? Etwa eine Gruppentherapie? Ich bin Zahnarzt und kein Psychologe. Und außerdem: Mich fragt ja auch niemand, wie ich mich fühle. Ich habe zu funktionieren! Das erwarte ich von anderen eben auch. Nur, wenn mir mal der Kragen platzt, dann bin ich der böse Chef!" „Vielleicht sollen Sie aber genau das tun – sich selbst fragen, wie Sie sich füh-*

*len", reagiert Dr. Sommer ruhig. „Bei einer Sache hat Susi nämlich recht: Der Stress durch Einflüsse und Anforderungen von außen wird nicht weniger. Und wenn Sie weiterhin denken, Sie könnten das schaffen, ohne Ihr Team mit ins Boot zu holen und stattdessen alles und jeden zu kontrollieren, dann landen Sie noch vor Ihrer Rente in der Notaufnahme." Er schaut seinen Kollegen eindringlich an. „Das ist ja rührend, wie Sie sich um mich sorgen", versucht dieser das Gespräch ins Lächerliche zu ziehen. „Eigentlich denke ich dabei durchaus auch an mich. Schließlich soll ich diese Praxis in absehbarer Zeit übernehmen", antwortet er schmunzelnd. „Aber zurück zum Thema: Wenn Ihre Mitarbeiter nicht sehen können, welche Ziele Sie und ich in Zukunft für die Praxis haben, haben sie auch keinen Grund, mehr als den berühmten Dienst nach Vorschrift zu leisten. Es gibt viele Möglichkeiten, das Team zu motivieren. Zum Beispiel, indem Sie Ihren Helferinnen einfach einmal zeigen, dass Sie ihnen auch etwas zutrauen und ihnen mehr Verantwortung übertragen. Susi hat mir zum Beispiel gestern erzählt, dass sie gerne auch einmal eine Schulung oder Weiterbildung in Angriff nehmen würde", erzählt Dr. Sommer. „Das meint sie doch sowieso nicht ernst", sagt Dr. Degen amüsiert. „Das glaube ich schon", entgegnet sein Kollege. „Es gibt vieles, was sie vielleicht über Ihre Mitarbeiter nicht wissen, Sie müssen ihnen nur die Gelegenheit geben, darüber zu reden und ihnen etwas zutrauen", stellt sein Kollege fest. „Und was soll dieser Kuschelkurs bringen? Mein Vorgänger hat so etwas nicht gebraucht und ich bisher auch nicht. Letztendlich wollen alle mehr Geld auf ihrem Gehaltskonto sehen und genau das kann ich nicht leisten. Ich beherberge keinen Goldesel im Hinterzimmer – schon gar nicht in diesen Zeiten." „Auch in diesem Punkt schätzen Sie Ihre Mitarbeiter womöglich falsch ein", setzt Dr. Sommer an. „Es geht nicht nur um Geld. Es geht auch um Zufriedenheit und Anerkennung, um einen respektvollen Tonfall, ein Lob zur rechten Zeit und um die Frage, wie man besondere Leistungen honorieren kann. Zum Beispiel durch Freizeitausgleich oder Fortbildungen", erläutert er. „Und Sie denken, wenn sich alle zusammensetzen, wird das zu einem konstruktiven Gespräch führen und es wird nicht zugehen wie bei einer Schlammschlacht?", fragt Dr. Degen seinen jungen Kollegen. „Denken Sie an vorhin!", erinnert er ihn. „Vielleicht wird nicht gleich beim ersten Gespräch alles rund laufen, aber einfacher als die Nahostfriedensgespräche wird es allemal. Und außerdem – wenn wir keinen Versuch wagen, werden wir es nie wissen."*

*Ein schüchternes Räuspern mischt sich in den Dialog der beiden Ärzte. „Dr. Sommer, Patient will wissen, wie lange er noch warten muss." Mit fragendem Gesichtsausdruck wandert Gülays Blick von einem Zahnarzt zum anderen. „Die Arbeit ruft", bemerkt der Jüngere, doch als er durch die Tür gleitet, dreht er sich nochmal zu seinem Kollegen um. „Versprechen Sie mir, dass Sie darüber nachdenken?" Dr. Degen verdreht die Augen, lächelt aber milde. „Schlimmer als jetzt kann es kaum werden", grummelt er während er sich wieder an seinen Schreibtisch setzt.* ■

Zugegeben, Dr. Degen hat es nicht leicht. In seiner Eigenschaft als Behandler und alleiniger Leistungserbringer ist er nicht ersetzbar. Das bedeutet: ohne seine Tätigkeit in der Praxis kann auch kein Umsatz generiert werden. Ein unglaublicher Druck lastet auf ihm. Doch genau aus diesem Grund ist die Informationsweitergabe vom Zahnarzt an die Mitarbeiter so wichtig. Erfolgt diese nicht, kommt es leicht zu einer Informationshortung seitens des Praxischefs, die die bereits bestehende Mitarbeiterabhängigkeit weiter vergrößert. Entsprechend eng ist dann auch der Freiraum für eigene Ideen im Praxisteam. Aufgrund von mangelnder Kommunikation und fehlenden Informationen gibt es einfach keinen Raum für Selbstentfaltung. Der „Teufelskreis" schließt sich dann, wenn der Zahnarzt als „Allwissender" den Eindruck gewinnt, seine Mitarbeiter seien grundsätzlich einfach nicht kompetent genug und – als Konsequenz – einen immer größeren Kontrollzwang aufbaut. Diese Situation hat dann meist zur Folge, dass der Zahnarzt noch mehr „kostbare" Zeit in nicht-behandelnde Tätigkeiten investiert und nur noch rund 55 Prozent seiner „Ressourcen" für seine eigentliche Aufgabe – die Behandlung – verwendet. Dadurch geht bares Geld verloren.

! *Autoritärer Führungsstil schafft meist verhärtete Fronten*

Die Umfrage von Dampsoft[2] ergab, dass Zahnärzte rund 17,87 Prozent der wöchentlichen Arbeitszeit für Praxisorganisation aufwenden und weitere 11,16 Prozent der Wochenarbeitszeit für eigentlich delegierbare, nicht-behandelnde Tätigkeiten. Das hat in vielen Fällen zur Folge, dass der Organisationsgrad der Praxis keine ausreichend effiziente Struktur mehr aufweist und ein wirtschaftlich erfolgreiches Arbeiten kaum noch möglich ist. Auffallend ist, dass in diesen Praxen meist ein autoritärer Führungsstil herrscht und die Fronten zwischen Mitarbeitern und Vorgesetzten verhärtet sind. In den Augen des Chefs bestätigen die Angestellten mit diesem Verhalten aber die subjektive Richtigkeit seiner Sichtweise – nämlich, dass „sein Praxisteam" pauschal ideenlos, inkompetent und unmotiviert ist.

Dass derartige Führungsmängel in vielen Praxen Alltag sind, belegt die Umfrage ebenfalls: Nur 28,07 Prozent der befragten Zahnärzte nutzten ein System zur Mitarbeiterbeurteilung, 71,93 Prozent gaben ihren Mitarbeitern keinerlei Feedback-Möglichkeit. Zwei Drittel aller Zahnärzte nehmen somit die Möglichkeit zur strukturierten Verbesserung und Entwicklung von Mitarbeiterpotentialen nicht wahr! Von den verbleibenden 28,07 Prozent, die eine Beurteilung vornehmen, nutzen 14,29 Prozent einen Standard-Beurteilungsbogen, 61,90 Prozent suchen ein individuelles Gespräch und 23,81 Prozent greifen auf „sonstige Möglichkeiten" zurück. Ein au-

2 DAMPSOFT Software Vertrieb GmbH (Hrsg.): http://www.dampsoft.net 2007.

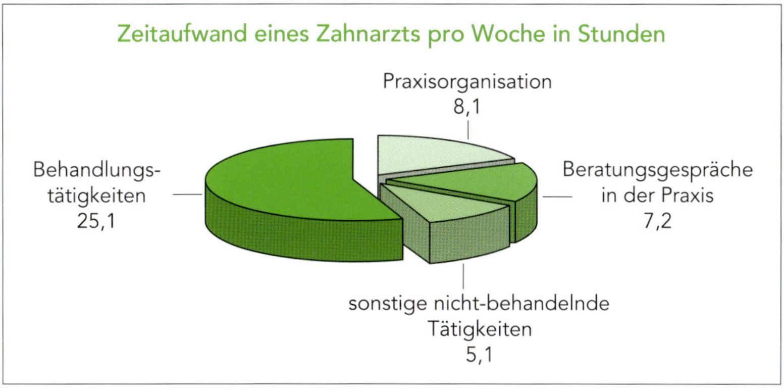


**Abb. 2** Umfrageergebnis der Firma Dampsoft zum Thema „Zeitaufwand Zahnarzt".

toritärer Führungsstil steht also oftmals in engem Zusammenhang mit einem Ungleichgewicht zwischen tatsächlicher Behandlungszeit und sonstigen Aufgaben des Praxischefs. Gleichzeitig wirkt sich die mangelnde Mitarbeiterunterstützung kontraproduktiv auf die Weiterentwicklung der Praxis, der Mitarbeiter und auf das Betriebsklima aus. Zu welcher Sorte Chef zählen Sie? Haben Sie sich schon einmal die Frage gestellt, ob Sie sich selbst als Chef leiden könnten, wenn Sie Angestellter in einer Praxis wären? Dr. Sommer aus unserer Geschichte gehört jedenfalls zu denjenigen, die einen nicht-autoritären Führungsstil bevorzugen und das individuelle Gespräch mit ihren Mitarbeitern suchen.

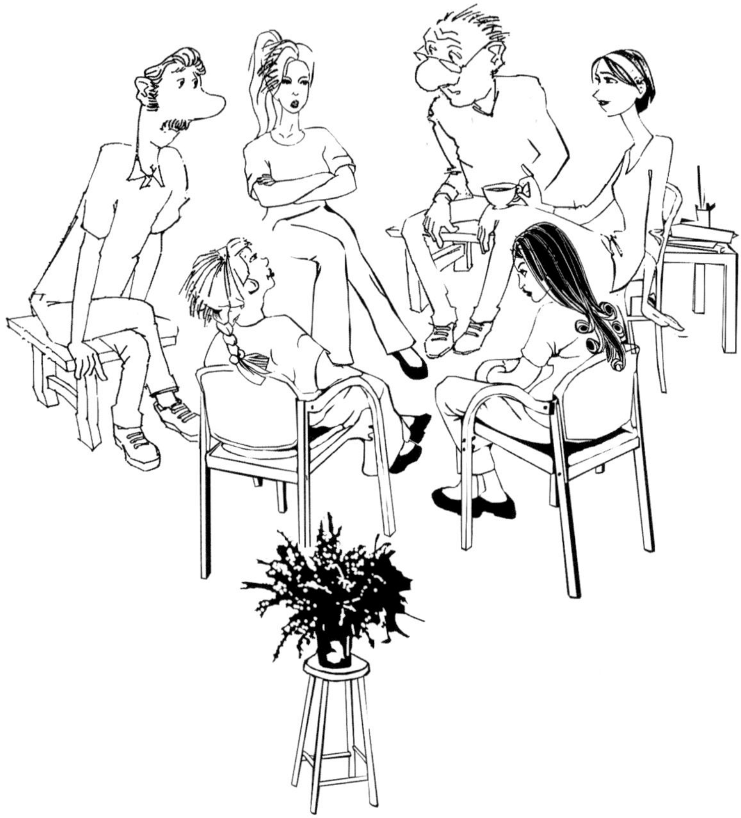

# 4 „Gut, dass wir darüber gesprochen haben!“ – Miteinander statt übereinander reden

„Zusammenkommen ist ein Beginn, zusammenbleiben ist ein Fortschritt, zusammenarbeiten ist ein Erfolg.“ *(Henry Ford)*

*„Und, weißt du schon, was für ein Sprüchlein du nachher aufsagen willst?", fragt Gabi ihre Kollegin Susi während sie Wasser in einen Blumentopf mit einem halb vertrockneten Ficus gießt. „Das soll eine Teamsitzung werden und keine Weihnachtsfeier", antwortet diese belustigt. „Ehrlich, ich habe noch keine Ahnung, was ich von der Sache halten soll. Eigentlich sollten wir uns freuen, dass uns jemand nach unserer Meinung fragt, aber woher soll ich wissen, dass der Alte mir hinterher keinen Strick daraus dreht." „Da bin ich ganz Deiner Meinung", stimmt Gabi ihr zu. „Dr. Sommer hat zwar ausdrücklich betont, dass alles fair abläuft und keine Konsequenzen für uns haben wird, aber er ist ja auch nicht derjenige, der beim Arbeitsamt in der Schlange steht, wenn die freie Meinungsäußerung unserem Chef doch nicht gefällt", bemerkt sie sarkastisch. „Jedenfalls hat er es geschafft, alle zu einem Termin zusammenzutrommeln. Das ist immerhin eine reife Leistung", gibt Susi zu bedenken. „Sogar die Redlich ist dabei." Gabi dreht sich so schwungvoll zu ihrer Kollegin um, dass sie mit der Blumengießkanne eine feuchte Spur auf deren Kittel hinterlässt. „Ehrlich?", fragt*

*sie mit tellergroßen Augen nach. „Frau Oberwichtig persönlich? Dann ist es den beiden Chefs wohl wirklich ernst. Hoffentlich geht es da nicht um etwas ganz anderes und die planen, jemanden von uns auf die Straße zu setzen. Gülay hat mir gestern erzählt, dass sie zufällig Teile eines Gesprächs zwischen Dr. Degen und Frau Redlich mitgehört hat. Da ging es wohl auch darum, dass es finanziell schon mal besser lief", flüstert sie in Richtung der Blondine und reibt bedeutungsvoll Daumen und Zeigefinger gegeneinander. „Ich würde nicht gleich den Teufel an die Wand malen", beschwichtigt Susi. „Dr. Sommer hat gesagt, es ginge um Grundsätzliches und dass hier keiner an den Pranger gestellt wird, was immer das auch heißen mag. Aber ich werde mir trotzdem dreimal überlegen, was ich in dieser trauten Runde nachher sage und was ich besser für mich behalte." Sie klappt energisch den Terminkalender zu, in dem sie gerade geblättert hat, und verschwindet mit wippenden Schritten in Richtung Teeküche.*

*Zwei Stunden später herrscht geschäftiges Treiben im Arbeitszimmer von Dr. Degen. Der letzte Patient ist gerade gegangen, denn mittwochs schließt die Praxis schon am Nachmittag. Gülay und Dr. Sommer sind damit beschäftigt, Stühle aus den verschiedenen Räumen in den improvisierten Konferenzraum zu tragen. „Es wird vielleicht etwas eng, aber es müssten eigentlich alle Platz finden", sagt Dr. Sommer gerade zu Gülay, als Gabi und Susi durch die Tür kommen. „Spielen wir jetzt die Reise nach Jerusalem?", fragt Susi und zeigt mit ausgestrecktem Arm auf den gerade entstehenden Stuhlkreis. „Mit der Reise liegen Sie gar nicht so falsch", antwortet der junge Zahnarzt in heiterem Tonfall. „Bei dieser Teamsitzung geht es im weitesten Sinne darum, Ziele festzulegen und diese auch zu erreichen. Und bekanntlich beginnt ja jede Reise mit dem ersten Schritt", fügt er gut gelaunt hinzu, während er die letzte Lücke mit einem wackligen, cordbezogenen Bürostuhl schließt. Ein glockenhelles Lachen dringt durch die Tür. Gabi und Susi werfen sich wissende Blicke zu und Dr. Sommer hört, wie sich die jungen*

*Praxishelferinnen hinter vorgehaltener Hand etwas zuflüstern, das wie „Schnepfenalarm" klingt. Im nächsten Moment schwebt eine adrette Mittdreißigerin in den Raum, die Dr. Sommer mit einem entwaffnenden Lächeln die Hand entgegenstreckt. „Wir kennen uns noch nicht, aber ich habe schon von Ihnen gehört", begrüßt sie den neuen Zahnarzt. Bevor dieser etwas erwidern kann, plaudert sie weiter: „Sie ahnen ja nicht, wie nötig diese Praxis jemanden hat, der hier frischen Wind hereinbringt." Die Brünette seufzt und fixiert ihr Gegenüber mit einem Augenaufschlag in Superzeitlupe. Leicht verwirrt findet Dr. Sommer seine Sprache wieder. „Ich nehme an, Sie sind Frau Redlich? Ich glaube, wir haben telefoniert." Die Angesprochene greift sich mit einer beiläufigen Bewegung ins Haar, als wolle sie den Sitz ihrer Frisur überprüfen. „Wie unhöflich von mir. Beginnen wir noch einmal von vorn. Ich heiße Sonja Redlich und kümmere mich hier um die Buchhaltung und die Gesamtorganisation. Auf Neudeutsch nennt man das wohl Praxismanagerin", setzt sie an. „Mein Name ist Felix Sommer und ich freue mich, dass Sie es zu unserer ersten Teamsitzung einrichten konnten", stellt sich der neue Kollege vor. „Über einige neue Ideen werden wir gleich sprechen. Ob das zu frischem Wind in der Praxis führt, hängt auch davon ab, wie das Team dazu steht, und ob es gelingt, alle mit ins Boot zu holen", fügt er hinzu. Das allgemeine Gemurmel im Zimmer verstummt abrupt, als Dr. Degen endlich auch zu der überschaubaren Versammlung stößt. Peinlich berührt von der plötzlichen Stille, schiebt er sich an seinen Praxishelferinnen vorbei und zeigt auf die aufgebauten Stühle.*

*„Meine Damen und Herren, wie Sie ja bereits wissen, hat Dr. Sommer als zukünftiger Betreiber dieser Praxis einige Optimierungsvorschläge, die er heute gerne vorstellen möchte. Aber vielleicht nehmen wir zuerst einfach alle Platz", schlägt er mit einer aufmunternden Handbewegung vor. Zögerlich sucht sich jeder einen freien Stuhl. Während Susi, Gabi und Gülay nebeneinander stehende Stühle wählen, sinkt Sonja Redlich in einen Ledersessel neben dem Stuhl*

*von Dr. Degen, schlägt die Beine übereinander und beginnt mit der Fußspitze zu wippen. „Vielen Dank, dass Sie alle zu unserer ersten Teamsitzung gekommen sind", beginnt Dr. Sommer. „Mir zeigt das, dass Ihnen die Zukunft dieser Praxis nicht gleichgültig ist und Sie sogar bereit sind, deren Entwicklung aktiv mitzugestalten. Ich bin hier der Neue und als solcher kenne ich Sie alle noch nicht so gut, aber eines weiß ich aus eigener Erfahrung: Kein Arbeitsplatz und keine Arbeitsbedingungen sind so perfekt, dass man sie nicht noch verbessern könnte. Deshalb möchte ich gerne von Ihnen wissen, wo Sie persönlich hier in der Praxis Verbesserungspotential sehen. Und bitte keine falsche Scheu. Nichts von dem, was Sie hier sagen, soll Ihnen später zum Nachteil gereichen. Ganz im Gegenteil: Meist macht man seinem Ärger im Geheimen oder gegenüber einer vertrauten Person Luft. Das mag befreiend wirken, ändert aber nichts an der Quelle für das Ärgernis. Heute sitzen wir alle zusammen und können die Probleme gemeinsam angehen." Erwartungsvoll blickt Dr. Sommer in die Runde. Susi verschränkt die Arme vor der Brust und starrt Löcher in die Luft, während Gabi verunsichert von einem zum anderen schaut. Auch Gülay scheint plötzlich das Muster des abgetretenen Teppichs besonders faszinierend zu finden. Vereinzeltes Hüsteln und Räuspern unterbricht die peinliche Stille nur kurz und eine gefühlte Ewigkeit später beobachtet Dr. Sommer, wie sich Frau Redlich imaginäre Fussel von ihrem dunkelblauen Blazer streicht. „Was haben Sie denn erwartet?", grummelt Dr. Degen in das bleierne Schweigen. „Gut, dann mache ich eben den Anfang", fährt er fort. „Ich habe Ihnen ja gleich gesagt, dass das nichts bringt. Meine lieben Angestellten wissen nämlich eigentlich selbst nicht so genau, was sie wollen." Susi saugt empört Luft ein, während Frau Redlich das professionell freundliche Lächeln auf dem Gesicht gefriert. „Ich habe Recht, auch wenn Sie sich aufregen", redet sich Dr. Degen in Rage. „Ich hätte auch jeden Tag gute Gründe aus der Haut zu fahren. Fangen wir doch einmal damit an, dass hier jeder nur Dienst nach Vorschrift macht und ständig auf die Uhr sieht", fährt er vorwurfsvoll fort. „Mich fragt auch niemand, ob ich vielleicht mehr Zeit bei meiner Familie verbringen möchte, wenn ich mir in der Praxis die Nächte um die Ohren schlage, weil ich mich durch lästige Papierberge kämpfen muss." Susis Gesicht hat inzwischen vor Ärger die Farbe eines frisch gekochten Hummers angenommen. „Das ist ungerecht von Ihnen", entgegnet sie. „Hier geht es ja schließlich um Ihre Praxis. Da ist es doch ganz normal, dass Sie mehr Zeit investieren als wir Angestellten." Susi verschränkt wieder die Arme und beißt sich angespannt auf die Unterlippe. „Oh, diese Auffassungsgabe habe ich Ihnen ja gar nicht zugetraut, Fräulein Susi!", höhnt Dr. Degen. „Sie haben es erkannt – meine Praxis – ohne die Sie alle keinen Job hätten und von der Sie abhängen." Dr. Sommer beobachtet erstaunt, wie Susi von ihrem Stuhl aufspringt. Sie öffnet den Mund, als wolle sie etwas entgegnen, schüttelt dann aber den Kopf. Hastig drängt sie sich an der Stuhlreihe am Fenster vorbei, während sie sich mit dem Ärmel trotzig die aufsteigenden Tränen aus den Augen wischt. „Susi, so warten Sie doch", ruft ihr der junge Zahnarzt noch hinterher. Aber die Praxishelferin ist bereits durch die Tür verschwunden, die wenige Sekunden später scheppernd zuschlägt…* ■

Die Situation ist ganz typisch: Dr. Sommer möchte herauszufinden, wo der Schuh drückt, was dem Personal am Herzen liegt und welche Probleme es gibt. Hierzu sucht er aktiv das Gespräch mit dem Praxisteam. Doch gerade dieser erste Schritt erweist sich in der Realität oft als größte Hürde. Denn wenn die emotionalen Fronten erst einmal verhärtet sind, ist es schwer, diese aufzubrechen und noch schwerer, als Chef den ersten Schritt zu machen. Eine professionelle, sachliche Gesprächsführung ist aufgrund der emotional angespannten Gesamtsituation nicht einfach. Die Gefahr, einem oder mehreren Mitarbeitern „auf den Schlips zu treten" und damit mehr kaputt zu machen als zu verbessern, ist groß. „Kardinalfehler" in Sachen Mitarbeitergespräch sind beispielsweise, dass die

Gesprächspartner nicht wirklich miteinander reden, einander nicht zuhören und das Gesagte schnell persönlich nehmen oder falsch interpretieren. Hilfestellung auf diesem sensiblen Gebiet bieten spezielle Fortbildungsseminare. In diesen trainieren Sie die Grundregeln einer professionellen Gesprächsführung, zum Beispiel nach Oppermann-Weber (2001). Einige stichpunktartige Tipps haben wir nachfolgend für Sie zusammengefasst:

## Gesprächsführung – Einige Tipps für die Praxis

***Grundsätzliches:***

- Eröffnen Sie das Gespräch mit einem kurzen Small-Talk, um das „Eis zu brechen".
- Schaffen Sie eine angenehme, ruhige Atmosphäre.
- Bleiben Sie sachlich.
- Kommunizieren Sie in „Ich-Botschaften" („Ich habe ein Problem damit, dass...).
- Vermeiden Sie „Killerphrasen" („Sie sind schuld, dass...", „Wenn Sie nicht wären,...").
- Beginnen Sie Kritik mit einem positiven Einleitungssatz: „Ich schätze Sie als Mitarbeiter, aber Ihre Fehlzeiten..."
- Zeigen Sie, dass ihr Gegenüber Ihnen wichtig ist.
- Hören Sie aktiv zu und nicht nur passiv hin!
- Lassen Sie Ihre Mitarbeiter zu Wort kommen.
- Halten Sie die wichtigsten Themen schriftlich in einem Protokoll fest, das anschließend an alle Mitarbeiter verteilt wird.
- Bewerten Sie nicht, was gesagt wird, sondern nehmen Sie es als Anregung zur Verbesserung.
- Stellen Sie Ihre eigene Sichtweise vor, ohne Schuld zuzuweisen.
- Geben Sie Beispiele.
- Sorgen Sie dafür, dass am Gesprächsende eine „Win-Win-Situation" entsteht.
- Lassen Sie Feedback zu.
- Geben Sie die Möglichkeit, über das Gehörte zu diskutieren.

- Legen Sie Ziele und Milestones fest.
- Überprüfen Sie die Ergebnisse in festgelegten Intervallen.

***Organisatorische Überlegungen im Vorfeld:***
- Welcher Termin bietet sich für das Gespräch an?
- Wo soll das Gespräch stattfinden?
- Welchen Zeitrahmen plane ich ein?
- Welche Daten/Informationen muss ich mir zur Vorbereitung besorgen?

***Inhaltliche Überlegungen:***
- Welches Ziel hat dieses Gespräch?
- Welche Themen/Probleme sollen besprochen werden?
- Welche Lösungen können Sie sich zu den einzelnen Themen/Problemen vorstellen?
- Welche Einwände/Kritikpunkte könnten kommen? Wie können Sie darauf reagieren?

Das erste Teamgespräch in der Praxis von Dr. Degen hat jedenfalls bestätigt, was Dr. Sommer bereits befürchtet hatte: Die Mitarbeiter sind frustriert und fühlen sich schlecht behandelt. Es brodelt unterschwellig, woraus eine allgemeine Unzufriedenheit und ein schlechtes Betriebsklima resultieren. Der ganze Frust entlädt sich im ersten Teamgespräch. Das ist gut so und bietet die Chance, sich neu zu strukturieren. Ziel von Dr. Sommer ist es, die negative Grundstimmung ins Positive zu kehren. Er weiß: Um Mitarbeiter dauerhaft halten und motivieren zu können, muss man attraktive Anreize schaffen – und zwar sowohl materielle als auch immaterielle. Nicht-monetäre Anreize sind in der Tat ebenso wichtig wie monetäre.

! *„Wem die Arbeit nicht gefällt, den befriedigt auch kein Geld."*

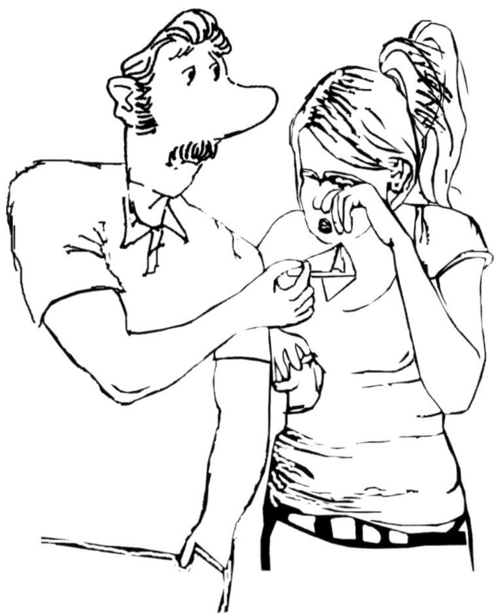

# 5 „Der Chef traut uns doch sowieso nichts zu!“ – Kontrolle ist gut, Vertrauen ist besser

„Wer nicht genügend vertraut, wird kein Vertrauen finden.“ *(Laotse)*

*„Das Scheppern der zugeschlagenen Tür hallt immer noch in Dr. Sommers Ohren, als er über das weitere Vorgehen nachdenkt. Überrascht darüber, welche Lawine er losgetreten hat, atmet er tief durch. „Ich bin gleich wieder zurück“, murmelt er, während er ebenfalls das Meeting verlässt und sich auf die Suche nach Susi macht. Er findet die aufgebrachte Helferin in der provisorisch hergerichteten Teeküche, wo sie schniefend ein Papiertaschentuch aus einer pastellfarbenen Spenderbox nestelt. „Alles in Ordnung?“, fragt er, als ihm Susi das mit Wimperntusche verschmierte Gesicht zuwendet. „Wonach sieht es denn aus“, fragt sie trotzig. „Nach jeder Menge aufgestautem Frust“, antwortet der Arzt ehrlich. „Aber wenn Sie heulend aus dem Meeting flüchten, anstatt zu sagen, was Sie zu sagen haben, wird sich daran auch nichts ändern.“ Mit einem aufmunternden Lächeln reicht er Susi ein weiteres Papiertaschentuch. „Sie haben gut reden!“, nuschelt sie in das Taschentuch. „Was hätte ich dem Chef denn sagen sollen? Vielleicht, dass ich ihn für einen Kontrollfreak halte?“, fragt sie entgeistert. „Tun Sie das denn?“, hakt Dr. Sommer nach. „Ich erzähle Ihnen mal eine Geschichte“, setzt Susi an. „Heute Morgen stand ich zufällig dabei,*

*als der Chef Gabi ein wichtiges Datenblatt gegeben hat, mit dem Hinweis, es zügig an das Labor weiterzuleiten. Sie wollte das gleich nach unserem Meeting erledigen. Ich habe ihr geraten, es besser vorher weiterzuleiten, doch sie hat nicht auf mich gehört und war der Meinung, auf die zwei Stunden käme es nicht an. Aber Dr. Degen kam vor dem Meeting nochmal zu ihr, um nachzufragen, ob sie sich um das Datenblatt gekümmert hat, was natürlich nicht der Fall war. Daraufhin hat er es sichtlich ungehalten wieder an sich genommen und gesagt, dass er sich besser selbst darum kümmert. Dann könnte er auch sicher sein, dass es rechtzeitig im Labor ankommt. Wie finden Sie das? Bei mir hat er so etwas auch schon oft gemacht. Er kontrolliert einfach jeden und alles." Herausfordernd sieht sie den jungen Zahnarzt an. „Das zeigt mir, dass Dr. Degen nicht genügend Vertrauen in sein Personal hat und unsicher ist, ob Aufgaben, die er delegiert hat, auch pünktlich erledigt werden", antwortet Dr. Sommer. „Andererseits hätte er Gabi auch eine klarere Anweisung geben können, bis wann sie die Aufgabe spätestens erledigen soll", denkt er sich. Betroffen blickt Susi auf ihre Schuhspitzen. „Das Ergebnis des Dilemmas ist: Dr. Degen verliert wertvolle Zeit, die er sinnvoller verwenden könnte und die Mitarbeiter werden nachlässig und unzufrieden, weil sie denken, sie können es dem Chef sowieso nie recht machen", so der junge Zahnarzt. „Nun ja, da ist etwas dran", gibt Susi zerknirscht zu. „Wie würden Sie es denn finden, wenn er Ihnen und anderen Teammitgliedern einen neuen Vertrauensvorschuss geben würde, mehr eigenverantwortliches Arbeiten zuließe und künftig Sorgfalt und Engagement auch entsprechend honoriert? Sie könnten damit sein Vertrauen zurückgewinnen und langfristig auch wieder selbständiger und ohne Kontrollen arbeiten", versucht Dr. Sommer Susis Interesse zu wecken. „Und warum sollte Dr. Degen sich auf einmal auf so ein Experiment einlassen? Ich weiß nicht, ob es Ihnen schon aufgefallen ist", bemerkt sie leicht sarkastisch, „aber er ist nicht gerade ein Freund von modernen Methoden in der Zahnarztpraxis und sein eigenes*

*Verhalten zu hinterfragen, fällt ihm auch schwer." „Oh, das ist eigentlich ganz einleuchtend. Weil sich dieses sogenannte Experiment auch für ihn und für mich rechnet", antwortet er geheimnisvoll und zwinkert Susi zu. „Wie soll diese Honorierung denn überhaupt aussehen? Und wie sollen wir ihm beweisen, dass wir unsere Arbeit zuverlässig erledigen, auch ohne seine Kontrollen?", will die Helferin wissen. „Sie denken doch nicht im Ernst, dass Dr. Degen so mir nichts dir nichts unser Gehalt erhöhen würde, oder?" „Nun, wie viel Sie verdienen, würde in diesem Fall in erster Linie von Ihrem Einsatz und Ihrer Gewissenhaftigkeit abhängen und was die Honorierung angeht – es geht nicht immer nur um Geld", ergänzt er. Susi, die inzwischen mit Hilfe eines Taschenspiegels notdürftig die schwarzen Schlieren aus ihrem Gesicht entfernt hat, zeigt sich nun interessiert. „Falls Sie mich neugierig machen wollten, ist Ihnen das gelungen. Worum geht es dann, wenn es nicht um Geld geht?", will sie wissen. „Das erzähle ich Ihnen gleich ganz genau – ebenso wie Ihren Kolleginnen, wenn Sie wieder mit mir zurück ins Meeting gehen", stellt er mit einem einladenden Lächeln in Aussicht. Susi sieht ihn an, als wolle sie in seinem Gesicht noch den Haken an der Sache finden. Schließlich dreht sie sich jedoch in Richtung Flur und läuft zögerlich zurück zum improvisierten Konferenzraum. „Warum nicht gleich so?", seufzt Dr. Sommer im Stillen. Dieses erste Meeting würde noch jede Menge Information und diplomatisches Geschick erfordern. „Jede Reise beginnt mit dem ersten Schritt", sagt er leise zu sich selbst, als wolle er sich Mut zusprechen.* ■

Dr. Sommer hat den „ersten Schritt" bereits gemacht: Es ist ihm gelungen, Susi neugierig zu machen und für das Modell der leistungsgerechten Entlohnung zu sensibilisieren. Doch worauf basiert dieses System? An dieser Stelle unternehme ich einen Exkurs in die Struktur und Intention von Anreizsystemen, bevor ich näher auf das Herzberg-Modell eingehe.

## Die taktische und strategische Ausrichtung von Anreizsystemen

Anreizsysteme zielen in erster Linie darauf ab, die Konkurrenz- und Tragfähigkeit einer Praxis durch die Leistungssteigerung der Mitarbeiter aufrechtzuerhalten, oder noch zu verbessern.

> ! *Verantwortlich für die Wettbewerbsfähigkeit einer Zahnarztpraxis ist immer die Gesamtleistung des Teams und nicht die Anzahl der Behandler.*

Weitere Ziele können sein: Verringerung der Fluktuation, Umsatzsteigerung, Erhöhung der Patientenzufriedenheit sowie eine Verbesserung des Umgangstons, der Zuverlässigkeit und der Kommunikation innerhalb des Teams und gegenüber den Patienten. Die Sicherung des Unternehmenserfolgs ist dann gewährleistet, wenn kurz- und langfristige Ziele erreicht werden. Ein Anreizsystem sollte demnach sowohl taktisch als auch strategisch ausgerichtet sein.

## Erfolgsfaktoren für die Implementierung

Für den erfolgreichen Einsatz eines Anreizsystems ist die Motivationswirkung, also der enge Bezug zwischen erbrachter Leistung und daraus resultierender Belohnung, zu beachten. Außerdem ist Flexibilität wichtig, damit sich das neue System sowohl an veränderte äußere Rahmenbedingungen (z. B. neue Aufgaben, neue QM-Vorgaben) als auch innere Veränderungen (Personalwechsel, Verkleinerung/Vergrößerung der Praxis) anpassen kann. Ein weiterer Erfolgsfaktor des Systems ist die Transparenz. Das bedeutet: Es muss für alle Beteiligten verständlich sein. Dass kein differenziertes und flexibles Anreizsystem gleichzeitig eine vollkommene Transparenz aufweist, liegt auf der Hand. Als Mindestanforderung wird aber die Beziehung zwischen Zielerreichung und Belohnung/Sanktion gesehen. Dieser Zusammenhang muss allen Beteiligten plausibel und schlüssig sein.

> ! *Am besten bewährt haben sich Systeme, die sich nicht nur an individuellen Zielvereinbarungen orientieren, sondern auch den Gesamterfolg der Praxis mit einbeziehen.*

Wird letztere Bedingung nicht erfüllt, besteht die Gefahr, dass das Anreizsystem den Einzelnen zu Aktionen verleitet, die zwar die eigene Ergebnissituation verbessern, aber im Widerspruch zu den Interessen der Praxis stehen. Die Praxisziele orientieren sich nämlich an individuellen Anspruchsgruppen (Praxisinhaber, Mitarbeiter, Patienten, Laborpartner, Fremdkapitalgeber).

## Im Vorfeld definierte Ziele

Oberstes Ziel ist die Erhaltung und Weiterentwicklung „des Unternehmens Praxis". Weitere Ziele in Reihenfolge der Meistnennungen nach Brück sind die Steigerung des unternehmerischen Denkens, die Erhöhung der Verbindlichkeit zur Erreichung von Arbeitsergebnissen, die Kommunikation von Leistungserwartungen, die Steigerung individueller Leistungen, die Motivation von Leistungsträgern, die Durchführung regelmäßiger, persönlicher Mitarbeitergespräche und die Entwicklung der Führungskräfte.

> ! *Klare Zielvereinbarungen erleichtern die spätere Erfolgsanalyse*

Anreizsysteme sind also sehr vielschichtig und können individuell auf die Bedürfnisse jeder Praxis „zugeschnitten" werden. Verbindlich festgelegte Zielvereinbarungen, die klar und deutlich kommuniziert werden, dienen dazu, den Praxisinhaber dabei zu unterstützen, den Erfolg des Anreizsystems zu überprüfen. Zielvereinbarungen sind unerlässlich und werden heute in 80 Prozent aller Unternehmen vereinbart – quer durch alle Branchen. Rund 30 Prozent aller Zahnarztpraxen entlohnen ihre Helferinnen bereits in einer gemischten Vergütungsform, was auch eine Form der Zielvereinbarung darstellt. Eine Studie der Dr. Dr. Heissmann GmbH zeigt den Erfolg solcher

Zielvereinbarungen. Die Studie belegt, dass sich Zielvereinbarungen besonders gut für die Führung von Mitarbeitern einer Zahnarztpraxis eignen, da wiederkehrende Tätigkeiten, Verbindlichkeit und unternehmerisches Denken wesentliche Rahmenbedingungen der täglichen Beschäftigung darstellen, die in einer Zahnarztpraxis gefordert werden. Die Studie ergab auch, dass mehr als 80 Prozent der Unternehmen den Erfolg ihrer Zielvereinbarungen mit Geld honorieren. Nicht-monetäre Anreize spielen bisher immer noch eine untergeordnete Rolle. Dr. Dr. Heissmann konnte mit seiner Studie auch nachweisen:

! *Einseitige Zielvorgaben haben keinerlei motivierende Wirkung. Ziele müssen immer gemeinsam erarbeitet und vereinbart werden.*

Den Weg der Zielerreichung beschreitet der Mitarbeiter dann eigenständig, wobei die Rahmenbedingungen in der Praxis, zum Beispiel durch die QM-Normierung und behandlungsspezifische Praxisabläufe, festgelegt sind. Der Grad der Zielerreichung wird in einer Beurteilung definiert, die der Vorgesetzte dem Mitarbeiter in einem persönlichen Gespräch erläutert und schriftlich festhält. Zudem erfolgt regelmäßig eine verhaltensorientierte Beurteilung.

## Regelmäßiges Feedback ist unerlässlich

Maßgeblich für die Zielerreichung sind spezielle Jahresziele, wie beispielsweise die Anzahl der erfüllten Aufgaben, das Führungsverhalten, die Unternehmenskultur oder die Loyalität. Aber auch Faktoren wie die Dauer der Praxiszugehörigkeit, Alter, Funktion, Arbeitszeiten, Überstunden und Fehlzeitenquote fließen in die Beurteilung mit ein. Das System sieht vor, dass mindestens einmal pro Jahr ein derartiges Feedback gegeben werden sollte, besser noch mehrmals jährlich.

Ein wichtiger Punkt, den ich an dieser Stelle auch ansprechen möchte, ist das Thema „Vertrauen“. Jedem ist klar: Vertrauen zu haben in Situationen, in denen gerade nicht alles rund läuft, ist schwierig. Und dennoch:

! *Vertrauen ist ein essentieller Bestandteil der Mitarbeiterkommunikation.*

Im Zuge des Veränderungsprozesses in der Praxis muss der Praxischef willens sein, den Mitarbeitern einen neuen Vertrauensvorschuss entgegenzubringen und Kontrolle abzugeben. Umgekehrt ist es Teil des Lernprozesses, dass die Angestellten durch die Implementierung von neuen Führungsstrukturen und Anreizsystemen wieder Vertrauen zu ihrem Vorgesetzten aufbauen und ihm das „gute Gefühl“ geben, dass sie die gestellten Aufgaben sorgfältig und gewissenhaft erledigen. Nur auf Basis eines gegenseitigen vertrauensvollen Miteinanders ist es möglich, „an einem Strang zu ziehen“ und dauerhaft erfolgreich zu arbeiten.

Erst die Kombination aller im Text genannten Komponenten sichert den langfristigen Erfolg eines Anreizsystems.

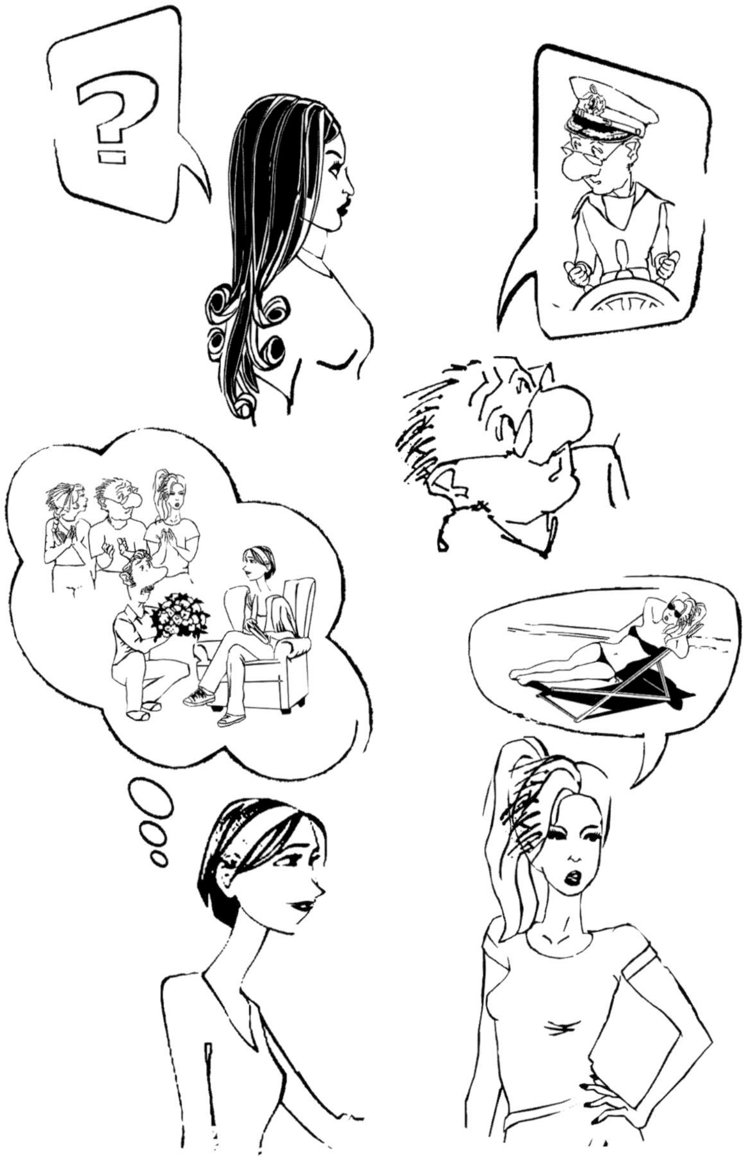

# 6 „Wer mit Peanuts bezahlt, wird von Affen bedient“ – Leistung, die sich für alle Beteiligten lohnt

„Erfolg ohne Anerkennung ist wie eine Speise ohne Würze, die zwar den Hunger stillt, aber nach gar nichts schmeckt.“

*(Unbekannter Verfasser)*

*Das Gemurmel verstummt abrupt, als Susi und Dr. Sommer zurückkehren und ihre Plätze im Stuhlkreis wieder einnehmen. „Mir scheint, dass diese Teamsitzung keinen Tag zu früh kommt“, versucht er das Praxisteam zurück zum Thema zu führen. „Aber jetzt sollten wir uns alle zuerst einmal wieder beruhigen. Ich hatte schon befürchtet, dass unser erstes Treffen langweilig wird, aber das hat sich auf keinen Fall bestätigt.“ Es war durchaus beabsichtigt gewesen, verhärtete Fronten aufzubrechen, aber eine derart heftige Reaktion hatte sich der junge Zahnmediziner selbst in seinen blumigsten Fantasien nicht ausgemalt. „Wie auch immer – der positive Effekt eines reinigenden Gewitters ist auch nicht zu unterschätzen“, denkt er, während er seinen Blick in der Runde umherschweifen lässt. In den Gesichtern liest er die verschiedensten Emotionen: Unsicherheit, Schadenfreude, aber auch Neugier. „Hat denn jemand von Ihnen eine konkrete Idee, warum ich diese Sitzung heute organisiert habe?“ Dr. Sommers Frage hängt im Raum wie eine lila Seifenblase und genauso reagiert die Gruppe auch. Die einen starren ihn an, als ob sie auf eine Erklärung warten, die anderen versuchen sich möglichst unsichtbar zu machen. „Bitte nicht wieder die Taktik mit dem Teppichmuster!", fleht der Zahnarzt innerlich, als sich Susi plötzlich räuspert: „Dass hier schon seit längerer Zeit nichts mehr rund läuft, ist ja kein großes Geheimnis. Ich denke mal, Sie möchten das jetzt vor versammelter Mannschaft besprechen." Dr. Sommer kann sich ein Schmunzeln nicht verkneifen. Zumindest hatte der Gefühlsausbruch, der erst eine Viertelstunde alt war, eine Zunge hier im Raum gelöst. „Ja, da sprechen Sie schon einmal einen wesentlichen Punkt an", beginnt er. „Ich habe Ihnen ja schon vorhin gesagt, dass niemandem ein Strick aus dem gedreht werden soll, was er oder sie hier sagt. Es geht also nicht um Schuldzuweisungen, sondern um ein Gespräch mit dem Ziel, dass wir uns in dieser Praxis alle wohler fühlen und deshalb erfolgreicher arbeiten." Dr. Degen verdreht demonstrativ die Augen. „Das ist doch hier keine Wellnessfarm!", unterbricht er seinen Kollegen. „Nein, aber auch keine Fabrik, in der jeder nur im Akkord seinen Arbeitsschritt erledigt und sich nicht dafür interessieren soll, welches Gesamtprodukt am Ende dabei herauskommt", entgegnet dieser. „Sie sprechen in Rätseln junger Kollege." Süffisant lächelnd lehnt sich der Senior-Chef in seinem Sessel zurück. „Ich stehe auf Rätsel!", sagt Gabi. Sie scheint selbst erstaunt darüber zu sein, dass ihr dieser Satz über die Lippen gekommen ist, aber das allgemeine Gelächter lockert die Situation für einen Moment auf. „Dann will ich das Rätsel mal auflösen", spinnt Dr. Sommer den Gedanken weiter. „Auf einem Schiff können die besten Matrosen, Steuermänner oder Kapitäne versammelt sein – wenn keiner weiß, wohin die Reise eigentlich gehen soll, werden alle an Bord früher oder später die Lust am Navigieren verlieren und ihre Aufgaben weder mit Leidenschaft noch mit der gebotenen Sorgfalt erledigen. Das gefährdet das ganze Schiff. Das gleiche gilt für die Führung einer Zahnarztpraxis. Das Team muss hinter einer Idee stehen, die alle im Kopf haben, wenn sie morgens durch die Praxistür kommen. Ein Ziel, das Ihnen genauso wichtig ist wie mir und für das Sie jeden Tag ihr Bestes geben." „Sonst erleiden wir Schiffsbruch?", fragt Gabi unsicher. „Das werden wir auf jeden Fall zu verhindern wissen", sagt der Zahnarzt aufmunternd. „Um herauszufinden, welche Ziele wir uns setzen können, müssen wir aber zuerst einmal klären, was wir voneinander erwarten."*

*„Finden Sie nicht, dass solche Fragen zunächst besser mit den Mitarbeitern in Einzelgesprächen erörtert werden sollten", meldet sich jetzt Frau Redlich zu Wort. „Es hat sich ja gerade gezeigt, dass einige hier Bedenken haben, ihren Standpunkt in so einer großen Runde zu äußern und ich habe dafür auch Verständnis." Gabi und Susi schauen sich überrascht an. „Wenn das hier so gewünscht wird, bin ich natürlich offen dafür", antwortet er. Gemurmel und zustimmendes Nicken mischen sich mit der verärgerten Stimme von Dr. Degen: „Noch mehr Gespräche! Wird dazwischen auch irgendwann gearbeitet, oder entwerfen wir gleich das Konzept für eine neue Talk-Show?" „Ich gehe sogar davon aus, dass wir danach wesentlich besser arbeiten", kontert sein Kollege gelassen. „Wie auch immer die genauen Ziele nach diesen Gesprächen aussehen – ich möchte Ihnen noch eine besondere Idee vorstellen. Ein Konzept, das ich aus der Praxis kenne, in der ich meine Assistenzarztzeit verbracht habe und bei dem alle gewinnen." Dr. Sommer entgeht nicht, dass die Stimmung im Raum zwischen amüsierter Skepsis und wachsendem Interesse schwankt. Kein Wunder, seine Ankündigung hört sich zunächst an wie ein Werbeslogan. „Was würden Sie sagen, wenn Sie alle für besondere Leistungen mehr bekommen als nur ein Lob?", fragt er. „Welches Lob denn?", entgegnet Susi sarkastisch und blickt demonstrativ in die Richtung von Dr. Degen. „Ich verstehe das so, dass Sie sich und Ihre Arbeit nicht ausreichend wertgeschätzt fühlen", greift Dr. Sommer den Einwurf direkt auf. „Genau da setzt das System an, über das ich mit Ihnen sprechen will. Besonderes Engagement wird in besonderer Weise honoriert."*

*„Aha, wir bekommen also einen Blumenstrauß!", bemerkt Gabi belustigt. „Wenn Sie das motiviert, nehme ich es gerne in die Vorschlagsliste mit auf", entgegnet der Zahnarzt. „Ich dachte allerdings eher an harte Währung." „Wir bekommen eine Gehaltserhöhung?" Susi bleibt vor Erstaunen fast der Mund offen stehen, was Dr. Degen mit einem amüsierten Grinsen quittiert. „So pauschal kann man das auch wieder nicht sagen", erklärt Dr. Sommer. „Es wäre vielmehr so, dass Ihr Gehalt sich danach richtet, wie gut Sie ihre Aufgaben erfüllen." Sofort beginnen Susi und Gabi aufgeregt miteinander zu diskutieren, während Gülay besorgt die Lippen aufeinander presst. „Ich habe den Eindruck, dass Sie etwas bedrückt, Gülay. „Haben Sie keine Angst und fragen Sie einfach", ermuntert er sie. Die junge Praxishelferin ringt nach Worten. Nervös faltet sie die Hände in ihrem Schoß bevor sie stockend beginnt: „Bitte mich nicht falsch verstehen. Aber heißt das, dass wir weniger Geld bekommen, wenn wir nicht alles perfekt machen? Manchmal ist man doch nicht schuld an einem Fehler und ich brauche das Geld dringend." Betretene Stille breitet sich aus. „Um eines von vornherein klarzustellen: Keiner von Ihnen würde weniger verdienen als jetzt. Sie haben vielmehr die Möglichkeit – je nach der Qualität, in der Sie ihre Aufgaben erfüllen – einen nach oben begrenzten Bonusbetrag zu Ihrem Grundgehalt dazu zu verdienen", erklärt Dr. Sommer. „Sie sprechen von leistungsgerechter Entlohnung", wendet sich nun Frau Redlich an ihn. „Ich habe schon einiges darüber gelesen und kenne das System von einer befreundeten Zahnärztin, die es gerade in ihrer Praxis einführt." Aus dem wiederum einsetzenden Gemurmel erhebt sich die Stimme von Susi: „Das hört sich alles zu gut an, um wahr zu sein. Aber mich würde interessieren, wie Dr. Degen eigentlich dazu steht". Der Angesprochene dreht sich in seinem Sessel in ihre Richtung: „Liebes Fräulein Susi, wie Sie ja wissen, wird Dr. Sommer die Praxis in naher Zukunft übernehmen. Welche Experimente er mit Ihnen veranstaltet, soll also*

*nicht mehr meine Sorge sein." „Und dennoch glaube ich, werden Sie am Ende überrascht sein", erwidert Dr. Sommer. „Vielleicht aber auch nicht, denn in erster Linie bedeutet die Implementierung eines solchen Systems zusätzliche Arbeit. Dazu müssen die Mitarbeiter in regelmäßigen Abständen bewertet werden. Ich bin schon gespannt, wie Sie das alles im stressigen Praxisalltag bewerkstelligen wollen. Und da habe ich die finanzielle Mehrbelastung durch die erhöhten Personalkosten noch gar nicht in meine Überlegungen mit einbezogen", kontert Dr. Degen. Die anwesenden Praxisangestellten verfolgen stumm den Disput ihrer beiden Chefs. Prompt entgegnet Dr. Sommer: „Um ein solches System mit möglichst geringem Aufwand zu etablieren und anzuwenden, gibt es inzwischen spezielle softwaregestützte Programme, werter Herr Kollege. Daher sollten auch Sie sich nicht länger vor den Möglichkeiten einer modernen EDV verschließen. Sie unterstützt die Praxen dabei, das Bonussystem und die Bewertung der Mitarbeiter fair und nachvollziehbar in das Tagesgeschäft zu integrieren. Außerdem besteht die Möglichkeit, herausragende Leistungen nicht nur rein finanziell, sondern auch mit anderen Zuwendungen wie Fortbildungen oder Freizeitausgleich zu honorieren." Begeisterung schwingt in seiner Stimme mit. „Praxis-EDV, digitales Zeitalter, papierlose Praxis – na, das kann ja heiter werden!", grummelt Dr. Degen. „Ich harre also der Dinge, die da kommen mögen – jetzt muss ich mich aber erst einmal auf eine bevorstehende Wurzelkanalbehandlung vorbereiten." Im nächsten Moment schiebt er sich bereits hinter der Stuhlreihe in Richtung Tür, durch die er mit den Worten „Ich wünsche noch eine schöne Plauderstunde", verschwindet.* ■

Was das Praxisteam von Dr. Degen noch sehr skeptisch beäugt, ist in anderen zahnärztlichen Praxen bereits Alltag. Und das Prinzip, gute Leistungen wertzuschätzen und auch zu belohnen, zahlt sich langfristig für alle aus. Welche Gestaltungsmöglichkeiten es für Anreizsysteme gibt, wie sich diese etablieren lassen und was das „Herzberg-Modell" und das „Cafeteria-System" damit zu tun haben, möchten ich an dieser Stelle genauer erläutern.

## Grundbedürfnisse am Arbeitsplatz nach dem Herzberg-Modell

Das Herzberg-Modell (benannt nach dem US-amerikanischen Professor für Arbeitswissenschaft und klinische Psychologie, Frederick Herzberg) basiert auf der Pittsburgh-Studie von 1968, ist damit aber noch lange kein alter Hut.[3] Im Gegenteil: Seine „Zwei-Faktoren-Theorie" ist zeitlos und heute so aktuell wie in den Siebzigern, als Herzberg die Arbeitsplatzzufriedenheit untersuchte. Einfach ausgedrückt postulierte der Professor, dass jeder Mensch am Arbeitsplatz zwei Grundbedürfnisse hat: Motivationsbedürfnisse (auch „Zufriedensteller" oder „intrinsische Faktoren" genannt) und Hygienebedürfnisse („Unzufriedensteller" oder „extrinsische Faktoren"). Sind bestimmte (extrinsische) Arbeitsbedingungen nicht vorhanden (z. B. Bezahlung, Arbeitsplatzsicherheit, Führungsqualität), so ruft dies bei den Mitarbeitern Unzufriedenheit hervor. Sind diese Faktoren vorhanden, dann besteht zwar nicht zwingend Unzufriedenheit, aber notwendigerweise auch keine Zufriedenheit. Eine Arbeitsplatzzufriedenheit ergibt sich erst dann, wenn auch intrinsische Faktoren befriedigt werden (Anerkennung, leistungsgerechte Vergütung, Verantwortungsübernahme, Aufstiegsmöglichkeiten, Selbstverwirklichung etc.). Auf Grundlage dieser Theorie entwickelte der Arbeitswissenschaftler das „Herzberg-Modell".

---

[3] Vgl. Hohlbaum A./Olesch G.: Human Resources. Modernes Personalwesen, 2. Auflage, S. 98ff., Rinteln 2006.

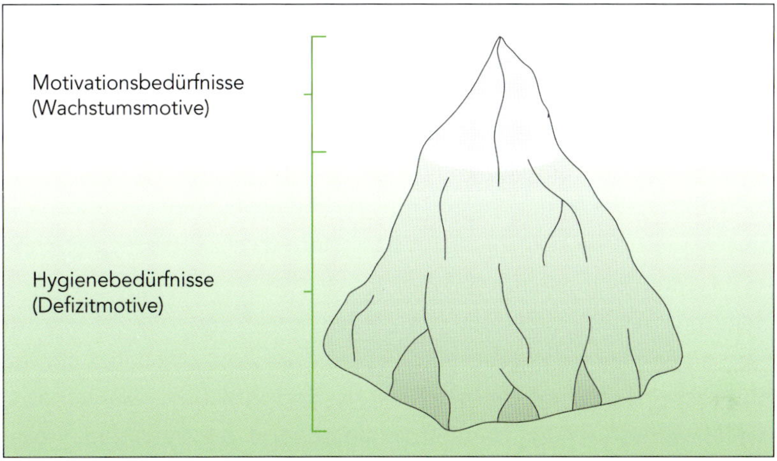


**Abb. 3** Oftmals nur die Spitze des Eisbergs: Unter der Oberfläche zeigt sich das wahre Ausmaß der Defizite. Das Ergebnis dieses Ungleichgewichts ist nach dem Herzberg-Modell die Unzufriedenheit der Teammitglieder.

! *Herzbergs Ziel: Mitarbeiter „Mitwissen", „Mitdenken", „Mitlernen", „Mitverantworten" und „Mitgenießen" zu lassen.*

Hierzu muss jedes Teammitglied erst einmal seinen Platz in der Praxis kennen und die Anforderungen, die daran geknüpft sind. Fehlen beispielsweise konkrete Arbeitsplatzbeschreibungen, resultiert daraus häufig, dass entweder alle alles machen, oder alle nichts. Die Folge: Rund 20 Prozent der zu tätigenden Aufgaben werden doppelt erledigt und 20 Prozent gar nicht bearbeitet.

## Das richtige Gleichgewicht bringt die Zufriedenheit

Herzbergs Theorie zufolge resultieren aus der Kombination von Hygienefaktoren und Motivatoren verschiedene Wirkungen. Fehlen beispielsweise Hygienefaktoren, entsteht Unzufriedenheit, die durch das Vorhandensein von Motivatoren nur zu einem sehr geringen Teil ausgeglichen werden kann. Sind hingegen nur Hygienefaktoren vorhanden, erzielen sie keine motivierende Wirkung, sondern werden als selbstverständlich betrachtet. Anders ausgedrückt: Ein Mitarbeiter kann mit der Arbeit zufrieden sein und sich gleichzeitig unzufrieden fühlen. Um in einer Zahnarztpraxis optimale Arbeitszufriedenheit unter dem Personal zu erreichen, sollten die Mitarbeiter daher über eine ausgewogene intrinsische Motivation verfügen und ersatzweise (oder zusätzlich) mit dosierten Anreizen die Hygienefaktoren zufriedengestellt werden.

Herzberg konnte belegen, dass Hygienefaktoren in Zahnarztpraxen durch Anreizsysteme erheblich verbessert werden können. Klassische Gestaltungsmöglichkeiten sind die Beteiligungsbasis, die Gesamtquote für den Erfolgsanteil und die Individualquote. Mit Beteiligungsbasis sind Erfolgsgrößen gemeint, an denen die Mitarbeiter beteiligt sind, wie beispielsweise Umsatz, Nettoertrag, Wertschöpfung, Einnahmen-Überschuss, Kostenersparnis und Produktivität. Die Gesamtquote drückt die Höhe des aus der Praxis resultierenden Gesamterfolges für den einzelnen Mitarbeiter aus. Die Individualquote stellt den Erfolgsanteil dar, der durch den einzelnen Mitarbeiter erwirtschaftet worden ist. Daraus lässt sich ableiten, dass aus dem Grad der gesamten oder individuellen Zielerreichung und der daraus folgenden Belohnung oder Sanktion die variable Vergütung entwickelt wird.

## Bonus für gute Leistung und positives Verhalten

Systeme, bei denen die Entlohnungspolitik in Abhängigkeit zu der Erreichung finanzieller Ziele gestaltet wird, nennt man leistungsbezogene Anreizsysteme. Die Vergütung besteht aus einem Fixum und einer variablen Komponente. Der variable Anteil wird durch den Zielerreichungsgrad der Zielvereinbarung bestimmt. Maximal 40 Prozent des Jahresgehaltes können variabel sein, in einer Zahnarztpraxis sind 20–30 Prozent sinnvoll und realisierbar.

Es empfiehlt sich, den variablen Anteil durch weiche Beurteilungsfaktoren zu ermitteln. Gleichzeitig sollte es Ziel sein, weitere

Demotivatoren durch eine ehrliche und offene Arbeitsatmosphäre und Respekt gegenüber dem Mitarbeiter abzubauen.

Es macht auch Sinn, die variable Komponente nicht nur auf die Zielerreichung, sondern auch auf die Verhaltenskomponente aufzuteilen. Denn ausschließlich monetäre Anreize zur Zielerreichung werden die von den Zielen ausgehenden positiven bzw. negativen Verhaltensweisen von Mitarbeitern verstärken, was einerseits die Chance einer positiven Praxisentwicklung erhöht, allerdings auch das Risiko einer Fehlentwicklung vergrößert, wenn die Ziele den geschäftlichen Erfolg nicht gewährleisten.

## Gute Umsatzzahlen sind nicht alles

Die Gefahr der Fehllenkung einer Zahnarztpraxis erhöht sich also, wenn eine Zahnarztpraxis ihren Erfolg ausschließlich nach finanziellen Kennzahlen bemisst. In diesem Fall können die von den Patienten geforderten Bestleistungen und die vom Gesetzgeber geforderten formellen, medizinischen und hygienetechnischen Vorschriften gefährdet sein. Außerdem berücksichtigt diese Vorgehensweise nur kurzfristige Aspekte. Langfristige Aspekte und weiche Faktoren wie Behandlungsqualität, Patientenbindung, Aufbau von „A"-Patienten usw. werden nicht einbezogen. Finanziellen Kennzahlen fehlt es oftmals auch an Stetigkeit, wenn z. B. Investitionen getätigt wurden, Berichtigungen der Einnahmen-Überschussrechnung vorgenommen werden oder das Budget der Praxis bei der KZV für den entsprechenden Zeitraum ausgereizt worden ist. Untersuchungen ergaben, dass eine ausschließlich leistungsbezogene Bezahlung besonders bei komplexen Aufgaben kontraproduktiv wirken kann, da natürliche Impulse wie Selbstmotivation und Selbstverantwortung verdrängt werden.

## Belohnungsgerechtigkeit richtig einschätzen

Wie immer im Leben ist also das richtige Maß entscheidend. Daher muss auch jede Zahnarztpraxis Art und Umfang ihrer monetären

Anreize für die Mitarbeiter individuell ermitteln. Dabei ist zu beachten, dass zusätzlich zu der leistungsgerechten Vergütung auch Faktoren wie Verteilungs- und Verfahrensgerechtigkeit mit einbezogen werden. Denn Mitarbeiter sehen Belohnungsgerechtigkeit in der Regel NICHT in der Höhe des Anreizes, sondern im relativen Vergleich mit Kollegen.

## Nicht-monetäre Anreize mehr gewichten

Festzuhalten bleibt: Monetäre Anreize haben gegenüber nicht-monetären Anreizen aus Sicht vieler Mitarbeiter wesentlich an Bedeutung verloren. Daher ist es wichtig, die nicht-monetären Anreize entsprechend zu gewichten.

> ! *Nicht-monetäre extrinsische Anreize umfassen alle vergütungslosen Mittel zur Anerkennung der persönlichen Leistung des Mitarbeiters. Dazu zählen: Titel, Statussymbole, physische Arbeitsbedingungen, Beförderungen, aber auch Weiterbildungsmöglichkeiten, Belobigungen, langfristige Verträge usw.*

Insgesamt versucht man so Teamspirit, Loyalität und Aufwertung des eigenen Selbstwertgefühles auch speziell als Teammitglied in der Praxis zu generieren. Im Endeffekt ist das ein Motivationsmotor, der in sich gesehen funktioniert und sich weiter befeuert. Durch zunächst extrinsische Anreize erreicht man später die intrinsische Forderung des Mitarbeiters gegenüber sich selbst. Er/Sie will es sich dann beweisen. Dann hat man es geschafft. Man wird als Praxisinhaber als großzügig, loyal, verlässlich und als eine Einheit gesehen (Kapitän und sein Team auf einer Nussschale, alle für einen, einer für alle). Mir ist hier das Erlangen einer hohen Loyalität das Wichtigste.

Doch genug der Theorie. Die Frage, die sich stellt, ist doch: „Wie lassen sich Anreizsysteme in der Praxis umsetzen?" In diesem Punkt sind Ihrer Kreativität fast keine Grenzen gesetzt. Ich erinnere mich beispielsweise an eine Praxis, die ihren Mitarbeitern die Möglichkeit gab, über Monate oder sogar Jahre hinweg Bonuspunkte anzusammeln – ähnlich wie wir es von vielen Tankstellen und Einkaufszentren kennen. Sowohl über die Dauer des Ansparens als auch über den Verwendungszweck des Punktekontingents konnte jeder Mitarbeiter frei entscheiden und sich damit irgendwann kleinere oder auch größere Wünsche erfüllen. Für den einen Mitarbeiter war dies eine Fahrt im Porsche auf dem Nürburgring, für den anderen ein Urlaub in Mexiko, für den Dritten ein Yoga-Kurs. Ich habe auch schon Praxen erlebt, die Belohnungsreisen für die gesamte Belegschaft initiiert haben, zum Beispiel nach Hongkong, Mallorca oder nach München zum Oktoberfest. Bitte erschrecken Sie jetzt nicht – abgesehen von solchen Luxus-Incentives gibt es auch viele andere, ebenso wirkungsvolle, aber bescheidenere Belohnungsvarianten. Vielleicht können Sie einer Mitarbeiterin, die überdurchschnittlich gut arbeitet, ja auch mit einem Kochkurs oder einer Fortbildung eine Freude machen, mit eigenen Visitenkarten, einem Einkaufsgutschein, einem Golfkurs oder einem Konzertbesuch. Oder Sie belohnen herausragende Leistungen einfach mit mehr Verantwortungsübernahme und neuen Herausforderungen innerhalb der Praxis. Wichtig ist, dass Sie Ihre Mitarbeiter kennen und wissen, was ihnen wichtig ist und wie Sie ihnen eine Freude machen können. Es kommt nicht darauf an, nur teure, exklusive, außergewöhnliche Belohnungen zu vergeben – es ist die Geste, die zählt und die damit verbundene persönliche Anerkennung durch den Chef.

## Mitarbeitern die Wahl lassen – das „Cafeteria-Modell“

Der Einsatz und die Bedeutung nicht-monetärer Anreize hängen, ebenso wie bei den monetären Anreizen, von der Einzelperson und der Situation ab. Daraus leitet sich ab, dass nur der Mitarbeiter selbst die Motivationswirkung, die aus den Anreizen hervorgeht, wirklich beurteilen kann. Es ist daher sinnvoll, den betreffenden Mitarbeiter eigenverantwortlich auswählen zu lassen, ob eine Fortbildung, Urlaubsreise oder zusätzliche Freizeit den Anreiz für die Zielerreichung darstellen soll. Herzbergs Theorie spiegelt sich auch in der Grundlage des „Cafeteria-Systems" wieder, wonach die Mitarbeiter Wahlmöglichkeiten hinsichtlich der Entlohnungsart haben. Das bedeutet konkret: Der Mitarbeiter darf zu einem bestimmten Zeitpunkt oder im Rahmen einer bestimmten Zeitspanne zwischen den Entlohnungsangeboten frei wählen. Die maximale Höhe des zusätzlich generierbaren Betrags wird im Vorfeld festgelegt.

! *Vorstellbare Anreize für zahnärztliche Praxen, die das Cafeteria-System implementieren möchten, sind finanzielle Anreize, aber auch Zeit-Angebote wie zusätzlicher Urlaub, flexiblere Arbeitszeit sowie Versicherungsmöglichkeiten und Altersvorsorge. Zu den nicht-monetären Anreizen, die ausschließlich vom Praxisinhaber und nicht im Cafeteria-System gewährt werden können, zählen Beförderungen, Belobigungen und Titel.*

Der Motivationsanreiz einer Beförderung wirkt intrinsisch und extrinsisch, da er sowohl monetäre (Beförderung geht grundsätzlich mit einer Gehaltserhöhung einher) und nicht-monetäre Faktoren beinhaltet. Steinle bezeichnet eine Beförderung daher auch als „Anreizbündel". Wenn also gute Leistungen von Mitarbeitern die Beförderungschancen erhöhen und die Beförderungspolitik zusätzlich leistungsbezogen gehandhabt wird, ergeben sich daraus sehr gute Motivationsanreize. Auch in einer Zahnarztpraxis gibt es Aufstiegsmöglichkeiten, wenn auch begrenzte, zum Beispiel zur Chefhelferin, die den Zahnarzt in administrativen Tätigkeiten entlastet. Möglich ist auch eine Karriere als Abteilungsleiterin in einer größeren Zahnarztpraxis, die schon über Abteilungsstrukturen in Prophylaxe, Verwaltung/Anmeldung oder über eine Behandlungsspezialisierung verfügt.

> ! *Die auswählbaren nicht-monetären Anreize in einer Zahnarztpraxis könnten neben den bisher Genannten flexible Arbeitszeitgestaltungen, Fortbildungen, Aufstieg, Unterstützung der Work-Life-Balance und Belobigungen darstellen. Flexible Arbeitszeitgestaltungen sind bei ausgedehnten Behandlungszeiträumen ebenfalls durchaus denkbar.*

Ist der Samstag zusätzlich zur Behandlung vorgesehen, sind neben den Bereitschaftsdiensten bei einer 38-Stunden-Woche der Helferinnen Räume zur flexiblen Ausgestaltung der Präsenzarbeitszeit vorhanden. Abrechnungskräfte haben die Möglichkeit, mit Hilfe von Zahnarztsoftware sämtliche Abrechnungen in einer karteikartenlos geführten Zahnarztpraxis vom Home-Office aus vorzunehmen, was als ein weiterer Anreiz zur flexiblen Arbeitszeitgestaltung anerkannt wird. Fortbildungsmöglichkeiten sind für Zahnarzthelferinnen ein wesentlicher Anreiz, da nur über die Spezialisierung höhere Verdienst- und Einsatzmöglichkeiten geschaffen werden können. Spezialisierungen sind zur ZMP, ZMV, ZMF und DH und zum Betriebswirt der Zahnmedizin möglich. Weitere Fortbildungsmöglichkeiten bestehen u. a. in Zahnheilkunde, Hygiene, Patientenansprache, QM und EDV. Anreize zur Unterstützung der Work-Life-Balance können in der Möglichkeit zur schonenden Wiedereingliederung (Teilzeit, Jobsharing) nach der Schwangerschaft bestehen. Wer beispielsweise einen angenehmen Aufenthaltsraum zur Verfügung stellt, kann dadurch ebenfalls einen Anreiz zur Work-Life-Balance schaffen. Auch ein Lob zur rechten Zeit stärkt die Zufriedenheit am Arbeitsplatz. Aus einer Untersuchung von Likert[4] geht hervor, dass in Abteilungen mit hoher Produktivität wesentlich mehr gelobt als getadelt wird.

---

[4] Likert R.: Neue Ansätze der Unternehmensführung, Bern (SWI); Stuttgart 1997.

## Tipp: Auch außergewöhnliche Formen der Weiterbildung sind willkommene Anreize und sinnvolle Belohnungen

Seit 2010 findet beispielsweise jedes Jahr auf Schloss Westerburg im Westerwald ein Management-Lehrgang zum „Betriebswirt der Zahnmedizin" statt. Zielgruppen sind Absolventen des Zahnmedizinstudiums, Praxismanager/-innen, Zahnmedizinische Fachangestellte und vor allem Zahnärzte und Zahnärztinnen, die sich betriebswirtschaftliche Kenntnisse für eine erfolgreiche Praxisführung aneignen möchten. Der Lehrplan umfasst fünf Module (Unternehmensführung, Qualitätsmanagement, BWL, Marketing, Recht und Steuern sowie Selbstmanagement). Die Inhalte werden an fünf Wochenenden vermittelt, den Abschluss bildet eine Hausarbeit. Danach dürfen die Teilnehmer den Titel „Betriebswirt der Zahnmedizin" tragen. Der hochkärätige Kurs ist mit 111 Fortbildungspunkten dotiert. In 2013 werden erstmals auch Vertiefungskurse zu den Themen „Praxismanagement" und „Businessplanung" angeboten. Ausgerichtet wird die Veranstaltung von einem der ältesten, privat geführten Fortbildungsinstitute Europas - der Akademie Westerburger Kontakte von Dr. Diether Reusch in Zusammenarbeit mit der OPTI-Zahnarztberatung.

www.betriebswirt-zahnmedizin.de

Die Gestaltung eines ausschließlich nicht-monetären Anreizsystems ist allerdings nicht sinnvoll, da bei einem durchschnittlichem Helferinnen-Gehalt von rund 16.000 Euro brutto inkl. AG-Anteile p.a. erst einmal die Hygienefaktoren befriedigt werden müssten.

! *Zahnarztpraxen sollten daher ein Entlohnungsmodell anbieten, das sowohl monetäre als auch nicht-monetäre Anreize abdeckt.*

So können beispielsweise 60–75 Prozent des Gesamtgehalts einer Zahnarzthelferin fix festgelegt werden. Der Rest ist variabel und hängt zu 20 Prozent vom Praxiserfolg und weiteren 20 Prozent von der individuellen Leistung des Mitarbeiters ab. Weitere 10 Prozent sollten im Sinne eines Cafeteria-Systems von nicht-monetären

Leistungen (Fortbildungen, Zeitausgleich etc.) auswählbar sein. Insgesamt können die Mitarbeiter einer Zahnarztpraxis dann also bei voller Leistungsmotivation, vollem Leistungsabruf und einem erfolgreichen Praxisverlauf auf maximal 125 Prozent ihrer ursprünglichen Gehaltszahlungen kommen.

Die gemeinsamen Zielermittlungen und Zielsetzungen verbunden mit Leistungsanreizen stellen zudem die Grundlage zum Aufbau eines partizipativen Führungsstils dar, der durch klare Zielsetzungen, Beteiligung an Entscheidungen, Besprechungen und Beurteilungen von Ergebnissen sowie durch einen ausgewogenen Informationsaustausch geprägt sein sollte. Dabei ist allerdings zu beachten, dass auch bei Maßnahmen zur Motivation Fingerspitzengefühl gefragt ist. Ich erinnere mich noch gut an einen Praxischef, der seine gesamte Belegschaft für ein Wochenende in ein luxuriöses Wellness-Hotel mit Saunaanlage und Spa eingeladen hatte – gut gemeint, aber leider nicht gut durchdacht. Alleine die Vorstellung, zusammen mit dem Chef hüllenlos in der Sauna zu sitzen, trieb den meisten Mitarbeiterinnen schon im Vorfeld die Schweißperlen auf die Stirn. Das Ergebnis: Die Krankmeldungen stiegen ausgerechnet an dem besagten Wochenende abrupt an. Wen wundert´s? Andere Mitarbeiterinnen sagten aus persönlichen Gründen bereits vorher ab. Die Wellness-Reise wurde zum Motivationskiller. Besser wäre gewesen, ein Wellness-Wochenende für zwei Personen auszuloben, zu dem die Mitarbeiterin dann beispielsweise ihren Partner, eine Freundin oder Kollegin hätte mitnehmen können. Abgesehen von solchen gut gemeinten Fehlentscheidungen können auch bestimmte Charaktereigenschaften des Chefs schlimme Motivationskiller sein. Hierzu zählen Unehrlichkeit, Unzuverlässigkeit, fehlende Authentizität, Ignoranz, Willkür und die Vorliebe, Mitarbeiter gegeneinander auszuspielen.

Was Letzteres betrifft – dafür gibt es eine Vielzahl von Beispielen. Ich erinnere mich nur zu gut an einen Praxischef, der zu einer Mitarbeiterin sagte: „Du und Tina stehen hier auf dem Prüfstand, eine von euch beiden muss noch gehen. Also schauen wir mal, wer sich in nächster Zeit besser anstellt." Das Ergebnis dieses feinfühligen Monologs können Sie sich vorstellen: Geheule, Gekreische, Chaos und natürlich KEINE erhoffte Leistungssteigerung, stattdessen kündigten beide Mitarbeiterinnen noch VOR ihrer „Bewährungsprobe". Dann gab es erst richtig Chaos.

Demotivierend wirken auch andere Maßnahmen, zum Beispiel, wenn der Praxischef einer Mitarbeiterin zwar formell mehr Verantwortung überträgt, in der Realität aber dann kritisch und kleinkariert täglich überprüft, ob alle Aufgaben erledigt worden sind. Die Mitarbeiterin wird nicht nur schnell den Spaß an ihrem neuen Aufgabenbereich verlieren, sondern auch daran zweifeln, ob die Verantwortungsübertragung ernst gemeint war und sich dadurch verletzt fühlen.

Ein weiterer Motivationskiller ist das Fehlen von Verbindlichkeiten. Ich erlebe oft, dass zwar Mitarbeitergespräche geführt werden, in denen Wünsche, Ziele und Maßnahmen gemeinsam mit dem Mitarbeiter festgelegt werden, das Ganze dann aber nicht weitergeführt wird und sozusagen im Sande versickert – ohne Rückmeldung, versteht sich. Das ist sehr schlecht. Denn schon die alten Lateiner wussten: „Pacta sunt servanda!" Versprechen müssen eingehalten werden! Sonst kommt es auch in diesem Fall zu einem Verlust an Respekt und Vertrauen.

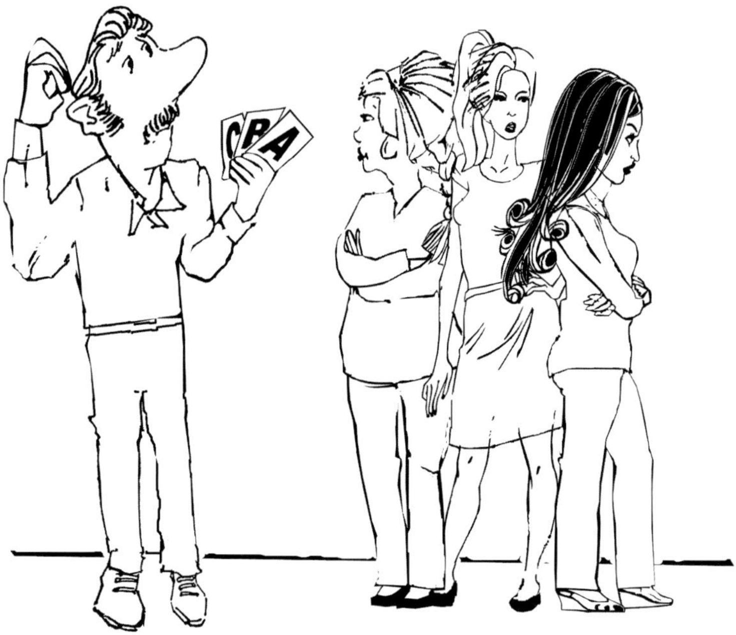
C
B
A

# Mitarbeiter oder Mitläufer? – Das Praxispersonal als Basis für den Erfolg

# 7

„Meine wertvollste Leistung für IBM war meine Fähigkeit, gute und intelligente Mitarbeiter auszuwählen, sie zusammenzuhalten durch Überzeugung, durch Höflichkeit, durch finanziellen Ansporn, durch Reden, durch Plaudern mit ihren Frauen, durch kleine Aufmerksamkeiten und indem ich alles einsetzte, was mir zur Verfügung stand, damit dieses Team mich für einen anständigen Menschen hielt."

*(Thomas J. Watson jun., amerik. Topmanager, Konzernchef IBM a.D. und Diplomat)*

*Dr. Sommer blättert gerade in einem Magazin über Praxismarketing, als er sich an die erste Teamsitzung mit seinen Helferinnen und Dr. Degen erinnert. Zwei Wochen war das Treffen jetzt her und er hatte, wie von Frau Redlich vorgeschlagen, in der Folge Termine für Einzelgespräche mit allen Mitarbeitern ausgemacht. Dr. Degen war zwar nicht gerade in Jubelstürme ausgebrochen, aber zumindest hatte er seine Bemühungen auch nicht weiter torpediert.*

*„Erstaunlich, was man alles erfährt, wenn man genau hinhört und gezielt nachfragt", denkt er und schmunzelt. Die stille Gülay zum Beispiel hatte zwei Jahre lang in einer Praxis mit Prophylaxeschwerpunkt gearbeitet und verfügt auch über die entsprechen-*

*de Qualifikation zur Prophylaxehelferin. Ein Arbeitsplatzwechsel ihres Ehemanns hatte einen Umzug und die Suche nach einer neuen Praxis nötig gemacht. Als beim ohnehin sehr kurz gehaltenen Vorstellungsgespräch der Begriff „Prophylaxe" fiel, hatte Dr. Degen das Thema sofort ins Lächerliche gezogen. Gülay hatte ihre Qualifikation daraufhin nie wieder zur Sprache gebracht. Für Dr. Sommer war diese Information sehr wertvoll. Hatte er doch sowieso schon länger darüber nachgedacht, die Prophylaxe als zweites wirtschaftliches Standbein der Praxis aufzubauen.*

*Auch sein Gespräch mit Susi brachte einige neue Aspekte zu Tage. Die kontaktfreudige Blonde hatte ursprünglich eine Ausbildung im Hotelfach begonnen und sich nur wegen der ungünstigen Arbeitszeiten anderweitig orientiert. Gegenüber Dr. Sommer äußerte sie, dass sie sich im neuen Job zwar generell wohlfühle, ihr aber die Arbeit an der Hotelrezeption ein wenig fehle. „Es hat Spaß gemacht, den Gästen schon am ersten Tag das Gefühl zu geben, dass sie willkommen sind", erzählte sie ein wenig wehmütig. „Warum sollte sie nicht auch in der Praxis den Patienten das Gefühl geben willkommen zu sein", ging es Dr. Sommer durch den Kopf. Gabi machte seiner Meinung nach an der Anmeldung ohnehin keine allzu glückliche Figur. Sie war auch nicht gerade kommunikativ veranlagt. Dafür hatte er sie während seiner Zeit in der Praxis, wenn sie für Gülay einspringen musste, als ausgesprochen stressresistent erlebt. Die Arbeit am Stuhl entsprach also viel eher ihrem Naturell.*

*Der junge Zahnarzt erinnert sich, was sein Mentor während seiner Assistenzzeit immer zu ihm gesagt hatte: „Aus einem Maultier kann niemand eine Rennpferd machen." Im Klartext heißt das: Es macht mehr Sinn, Stärken zu fördern, als zu versuchen, Schwächen auszubügeln. Daran will er sich halten. Jetzt wartet er auf Frau Redlich, die jeden Moment zum Mitarbeitergespräch erscheinen würde. Als er die nächste Seite im Magazin umblättert, klopft die Praxismanagerin an seine Bürotür. Das übliche entwaffnende Lächeln. Später sitzt die elegante Brünette mit übereinander geschlagenen Beinen auf der gegenüberliegenden Seite von Dr. Sommers Schreibtisch. „Wieso ist diese Frau immer so gut gelaunt, obwohl hier in Sachen Arbeitsklima wirklich noch viel Luft nach oben ist?", fragt er sich, während er bemerkt, wie sorgfältig ihre Lippen ausgemalt sind. Er kommt zu dem Schluss, dass sie entweder sehr optimistisch oder völlig naiv sein muss. Der Eindruck, den sie bei ihm in der Teamsitzung hinterlassen hatte, sprach allerdings eher für Ersteres. Er beschließt, sie einfach nach dem Grund für ihre gute Stimmung zu fragen. „Wie ich Ihnen schon beim Treffen in der Gruppe gesagt habe: Ich habe den Eindruck, dass mit Ihrem Eintritt in die Praxis die Chance gekommen ist, das ein oder andere zu verbessern", antwortet sie. „Wo sehen Sie persönlich denn erhöhten Handlungsbedarf?", hakt Dr. Sommer nach. „Handlungsbedarf besteht meiner Meinung nach auf fast allen Ebenen. Das fängt beim Erscheinungsbild der Praxis an und endet bei der Verwaltung. Ich spreche da zum Beispiel von einer karteikartenlosen Patientenverwaltung, einem elektronischen Terminkalender oder einer modernen Praxissoftware", erläutert sie. „Das hört sich an, als würden Sie sich schon länger mit diesen Themen beschäftigen." Dr. Sommer beugt sich interessiert nach vorne. „Das stimmt", bejaht sie. „Und wie Ihnen bestimmt nicht entgangen ist, habe ich mich damit weder bei Dr. Degen noch bei den Helferinnen besonders beliebt gemacht. Gabi und Susi denken, ich wollte mich durch diese Vorschläge beim Chef einschleimen und Dr. Degen selbst ist einfach nur genervt, weil ich ihn überhaupt mit solchen Themen behellige." Dr. Sommer huscht ein Grinsen über das Gesicht: „Ja, auch mir ist aufgefallen, dass einige Volt in der Luft liegen." Frau Redlich sieht ihr Gegenüber ernst an. „Ich bedaure das. Vor allen Dingen deshalb, weil das Arbeitsklima ohnehin schon mittelprächtig ist, weswegen auch das Engagement im Team nicht berauschend ist. Und um auf Ihre Frage zurückzukommen – in diesem Punkt sehe ich den dringendsten Handlungsbedarf. Wobei meine Modernisierungsvorschläge für die Verwaltung ungleich einfacher zu realisieren wären." Die Ernsthaftigkeit in den Zügen der Brünetten war wieder dem aufmunternden Lächeln gewichen. „Schließlich wäre das nur eine Frage von Geld und Organisation. Motivation dagegen kann man nicht einfach vom Konto abheben", gibt sie zu bedenken. „Da bin ich ganz Ihrer Meinung", stimmt Dr. Sommer zu. „Trotzdem ist die Lage nicht hoffnungslos. Abgesehen davon, dass ich den Eindruck hatte, dass das Team durchaus bereit ist, sich mit meinen Vorschlägen auseinanderzusetzten, ahne ich, dass ich in Ihnen, was die leistungsgerechte Entlohnung betrifft, eine Verbündete habe." Frau Redlichs Mundwinkel formen einen sphinxhaften Gesichtsausdruck: „Ich glaube, Sie können in dieser Sache jede Verbündete gebrauchen."*

*„Ich interpretiere das als ein Ja", stellt Dr. Sommer fest. „Zumindest haben auch Sie schon Erfahrungen mit diesem System." Die Praxismanagerin lehnt sich nun wieder entspannt zurück. „Allerdings nur aus zweiter Hand durch die Erfahrungen der Zahnärztin, mit der ich befreundet bin", stellt sie richtig. „Sie haben das System als Assistenzzahnarzt quasi am eigenen Leib erlebt. Was würden Sie denn als wichtigste Punkte erachten?" Dr. Sommer überlegt ernsthaft, während sich eine steile Falte zwischen seinen Augenbrauen bildet. „Dass die Systematik transparent und für alle nachvollziehbar ist und die Mitarbeiter von Anfang an mit eingebunden werden. Kurz, dass sich niemand aufgrund seiner Bewertung ungerecht behandelt fühlt", fasst er schließlich zusammen. „Das deckt sich mit dem, was meine Freundin aus ihrem Erfahrungsschatz berichtet. Sie hatte übrigens schon länger mit Belohnungen für engagierte Mitarbeiter experimentiert und war nun auf der Suche nach einer eher standardisierten Lösung", erklärt Frau Redlich. „Wir hatten damals in der Praxis ein Punktesystem", erinnert sich Dr. Sommer. „Zunächst gab es da verschiedene Aspekte der Bewertung, zum*

*Beispiel Freundlichkeit, Teamfähigkeit, Kritikfähigkeit, Zuverlässigkeit oder Loyalität. Für jede dieser Kategorien gab es verschiedene Qualitätsstufen, denen jeweils eine Höchst- und eine Mindestpunktzahl zugeordnet war." Die Praxismanagerin neigt interessiert den Kopf zur Seite. „Nehmen wir einmal die Kategorie Teamfähigkeit als Beispiel", erklärt der Zahnarzt weiter. „Ein typischer Einzelkämpfer könnte es hier zu 1 bis 5 Punkten bringen, während ein vorbildlicher Teamplayer mit 16 bis 20 Punkten bewertet werden könnte. Die einzelnen Abstufungen werden darüber hinaus relativ genau definiert durch Indikatoren, die für alle Mitarbeiter gleichermaßen gelten." „Das klingt sehr einleuchtend." Die Praxismanagerin nickt zustimmend. „Wenn ich noch einen Vorschlag machen dürfte", setzt sie an. „Die befreundete Zahnärztin benutzt ebenfalls ein Bewertungssystem mit verschiedenen Kategorien und Punkten. Sie geht allerdings noch einen Schritt weiter." „Sie machen mich neugierig", wirft Dr. Sommer ein. „In den Mitarbeitergesprächen, die regelmäßig stattfinden, bittet sie ihre Angestellten, sich genau mit diesem System selbst zu bewerten. Auf Basis dieser Selbsteinschätzung und der Bewertung der Ärztin findet dann das nächste Mitarbeitergespräch statt. Wenn bei bestimmten Kategorien auffällige Diskrepanzen bestehen, weiß sie genau, dass in diesen Punkten Redebedarf besteht", erzählt sie. „Das ist eine sehr gute Idee, die ich mir auf jeden Fall durch den Kopf gehen lasse." Dr. Sommer kann seine positive Überraschung nur schwer verbergen. Da schien er doch tatsächlich über eine Mitarbeiterin zu verfügen, die mitdachte und motiviert war, sich aktiv am Aufbau der Praxis zu beteiligen. Ein Klopfen unterbricht ihn in seiner Begeisterung. Susis blonder Schopf erscheint im Türspalt. „Die Patientin für die Implantatberatung wäre jetzt da", informiert sie ihren zukünftigen Chef und schließt leise wieder die Tür. „Oh, ich habe völlig die Zeit vergessen!", ruft dieser aus und fängt an, auf seinem Schreibtisch nach den Unterlagen für die Beratung zu suchen.*

*„Ich überlasse Sie jetzt besser Ihren Patienten", sagt Frau Redlich während sie sich erhebt und ihren Rock glatt streicht. „Das war sicher nicht unser letztes produktives Gespräch." „Nein, sicher nicht", murmelt der junge Zahnarzt vor sich hin. Er sieht die adrette Mittdreißigerin durch die Tür gleiten, als er endlich die Beratungsformulare zu fassen bekommt und aus dem Ablagekörbchen nestelt.* ■

Wie wichtig es ist, über ein Team zu verfügen, das seine Ziele als zukünftiger Praxischef mitträgt, ist Dr. Sommer längst klar. Deshalb möchte er sich in den Mitarbeitergesprächen auch ein Bild davon machen, aus welchem Holz die Menschen geschnitzt sind, die womöglich noch für viele Jahre seine Philosophie als Unternehmer verkörpern sollen. Und das ist im wörtlichen Sinne gemeint. Das Gesicht einer Praxis ist zum Beispiel die Anmeldung, und wenn die Dame am Empfang nicht lächeln kann, ist sie als Verkörperung des berühmten „ersten Eindrucks" ungeeignet. Das Gleiche gilt für unmotivierte Mitarbeiter, die ihre Aufgaben lustlos oder fehlerhaft erledigen, wo sie doch eigentlich als Verkörperung der „Hände" im Betrieb selbstständig zupacken sollten.

## Gutes Personal ist ein Aushängeschild

Dennoch bemerken viele Zahnärzte den Stellenwert ihres Personals erst, wenn die Umsätze kontinuierlich schrumpfen. Dabei sind qualifizierte und engagierte Mitarbeiter gerade in dieser Branche von immenser Bedeutung. Die Leistungen, die ein Zahnarzt bietet, unterscheiden sich aus der Sicht des Patienten nicht wesentlich von dem, was der Kollege um die Ecke in seinem Behandlungszimmer treibt. Und dass eine zahnmedizinische Behandlung fehlerfrei ausgeführt wird, ist für ihn selbstverständlich. Versetzen Sie sich doch einmal in die Lage Ihrer Patienten. Wenn Sie eine hochwertige Füllung bei Dr. Hinz genauso erwarten können wie bei Dr. Kunz, in wessen Wartezimmer werden Sie letztendlich landen? Dort, wo Sie am Empfang ein freundliches Gesicht anlächelt, wo man Sie mit ihrem Namen anspricht, flexibel auf Ihre Terminwünsche reagiert oder Sie per SMS wie selbstverständlich an Ihre Prophylaxesitzung erinnert. Warum das so ist? Weil Sie nicht nur Patient sind. In Zeiten, in denen Sie immer mehr Leistungen aus der eigenen Tasche bezahlen, fühlen Sie sich als Kunde und möchten auch so behandelt werden.

## Augen auf bei der Personalauswahl

Soweit zum Rollenwechsel. Nun wieder zu Ihrer Sicht als Zahnmediziner: Wenn Sie patientenorientierten Service bieten möchten, der den Unterschied macht, funktioniert das nur mit Angestellten, die mitdenken, vorausschauen und Spaß an ihrer Arbeit haben. Im Fachjargon nennt man diese wertvollen Exemplare „A-Mitarbeiter". Das paradoxe an dieser Situation ist, dass viele Zahnärzte bereits A-Mitarbeiter beschäftigen, dies aber nicht bemerken. Oder – der fast noch schlimmere Fall: Sie wissen um die Qualität ihrer Angestellten, nehmen dies aber als selbstverständlich hin und sehen keinen weiteren Handlungsbedarf. Wenn sonst keine Argumente zu überzeugen wissen, greift man gerne auf Zahlen zurück. Eine Helferin kostet, bei einem Monatsgehalt von rund 1.800 Euro brutto, circa 30.000 Euro im Jahr inkl. AG-Anteil etc. Ist das nicht Grund genug für diese Investition auch die bestmögliche Arbeitskraft zu erhalten? Dennoch investieren Zahnärzte meist wesentlich mehr Zeit in die Auswahl neuer medizinischer Geräte oder ihres Autos, als in die sorgfältige Zusammenstellung eines funktionierenden Praxisteams, das ihnen entscheidende Wettbewerbsvorteile verschaffen könnte. Es besteht jedoch Anlass zur Hoffnung. Laut einer Umfrage unter Medizinern sehen immerhin rund 65 Prozent der Befragten ihr Personal als wichtigstes Mittel für ihr Praxismarketing an – dicht gefolgt von den Themen „Internetpräsenz" und „äußeres Erscheinungsbild der Praxis".

> ! ***A-, B- oder C-Mitarbeiter: Wie setzt sich Ihr Team zusammen?***
> *Laut einer Befragung von Praxismitarbeitern durch das Institut Gallup gehören etwa 13 Prozent der Teilnehmer zur Kategorie der voll motivierten A-Mitarbeiter. Die breite Masse von 67 Prozent leistet „Dienst nach Vorschrift". Diese Kandidaten werden als B-Mitarbeiter bezeichnet. Immerhin 20 Prozent der Befragten haben innerlich schon gekündigt und sind damit sogenannte C-Mitarbeiter. B-Mitarbeiter beschäftigen Sie vermutlich alle in Ihrer Praxis. Man kennt seine Pappenheimer: Sie machen nicht direkt gravierende Fehler, bringen aber auch keine neuen Impulse.*

## C-Mitarbeiter sind nicht tragbar

Doch was genau macht einen C-Mitarbeiter aus? Stellen Sie sich doch einmal folgende Situation vor: Sie haben gerade eine Patientin im Rahmen eines intensiven Beratungsgesprächs davon überzeugt, dass für eine Frontzahnrekonstruktion in ihrem speziellen Fall ein Implantat die vernünftigste Lösung sei. Das hat Sie Zeit, Nerven und eine Engelsgeduld gekostet. Doch das zu erwartende Ergebnis ist den Aufwand wert. Die Patientin erhält eine funktional perfekte und hochästhetische Lösung ihres Problems, die sich für Sie zudem wirtschaftlich lohnt. Glücklich, wenn auch leicht erschöpft, schicken Sie die zukünftige Implantatträgerin zum Empfang, um sich in dieser Sache sogleich einen Termin geben zu lassen. Die Patientin, ebenfalls erleichtert, sich zu dieser nicht nur optisch ansprechenden Lösung durchgerungen zu haben, geht beschwingt zur Anmeldung und schildert Fräulein Intrigantia während der Terminplanung im Überschwang der Gefühle noch einmal die Situation. Und nun passiert das Unfassbare: Wenige Worte machen Ihre Bemühungen der letzten eineinhalb Stunden zunichte. „Haben Sie sich das gut überlegt?" Kaum von Ihrer Mitarbeiterin am Empfang ausgesprochen, tun sie auch schon ihre Wirkung. Die ersten Zweifel sind gesät. Gibt es vielleicht doch eine preiswertere Lösung? Meint es der Doktor wirklich gut mit mir, wenn selbst seine Angestellten nicht von ihm überzeugt sind. Eine Win-Win-Situation für Arzt und Patient zerplatzt wie eine Seifenblase. Sie haben einen ihrer Mitarbeiter schon mehrmals bei solchen Aktionen ertappt oder die Verdachtsmomente erhärten sich? Dann ist eine saubere Trennung womöglich der sinnvollste Schritt – Sie helfen sich und Ihrem Mitarbeiter, der sich ja offensichtlich nicht wohl in Ihrer Praxis fühlt. Vor allen Dingen helfen Sie damit aber den anderen in Ihrem Team, deren Bemühungen, ihren Arbeitsplatz auch zu einem erfolgreichen Betrieb mit aufzubauen, durch solche Kollegen sabotiert werden. Kurz gesagt könnte man die drei Mitarbeiterkategorien auch als „Macher", „Mitmacher" und „Miesmacher" bezeichnen. Von Letzteren ist schon einer zu viel für Ihre Praxis.

## B-Mitarbeiter motivieren und Potentiale finden

Doch wie gehe ich als Chef mit meinen B-Mitarbeitern um? Wie bei vielem im Leben gibt es keine Patentlösung. Die Entscheidung hängt vom Einzelfall ab. Wenn Sie im Gespräch mit dem Mitarbeiter den Eindruck gewinnen, dass Potential in ihm steckt und er oder sie nur einen Ansporn braucht, dann haben Sie immer noch die Möglichkeit, den entscheidenden Anstoß zu geben – vorausgesetzt, besagter Mitarbeiter wünscht das und weiß Ihre Initiative zu schätzen. Wem jetzt gleich das Thema „Fortbildung" durch den Kopf schießt, liegt natürlich grundsätzlich richtig. Eines sollte er jedoch bedenken: Schwächen ausbügeln ist löblich, Stärken ausbauen aber sogar noch besser. Wenn Sie eine Mitarbeiterin gerne mit zusätzlichen Aufgaben in der Verwaltung betrauen möchten, diese aber absolut keine Affinität zu Zahlen und Ökonomie hat, ist der Buchhalterkurs, selbst bei den besten Absichten, verlorene Liebesmüh. Sie stellen stattdessen fest, dass besagte Helferin stattdessen ein Talent im Umgang mit Angstpatienten oder Kindern hat, die besonders schnell Vertrauen zu ihr fassen?

Dann wäre eine Fortbildung, die diese persönliche Stärke mit psychotherapeutischem Fachwissen untermauert, vielleicht sinnvoller für Sie beide.

Entscheidend ist die so genannte „Personen-Job-Passung", die J.L. Holland bereits 1997 in seinem Buch „Making vocational choices. A theory of vocational personalities and work environments" vorstellte und auf der heute viele Bewerber-Fragebögen in Assessment-Centern von großen Unternehmen basieren. Seine These: Um Menschen dauerhaft für etwas begeistern und motivieren zu können, muss man ein optimal passendes Arbeitsumfeld für sie finden. Nachhaltiger Berufserfolg ist nur bei möglichst exakter Übereinstimmung von Anforderungskriterien und Persönlichkeit des Menschen gewährleistet.

Insgesamt gibt es drei Arten beruflicher Passung: Person-Job, Person-Team und Person-Organisation. Das bedeutet: Die ganze Person sollte mit ihren Fähigkeiten, Persönlichkeitseigenschaften und Interessen möglichst optimal mit diesen drei Anforderungen übereinstimmen. Dies in Einstellungsgesprächen herauszufinden, ist Aufgabe des Praxischefs. Was auf den ersten Blick einfach klingt, ist es nicht. Denn Erkenntnisse aus der Neurowissenschaft und Psychologie belegen, dass Menschen sich nur teilweise ihrer Persönlichkeit und Kompetenzen bewusst sind. So kann es vorkommen, dass Mitarbeiter jahrelang „übersehen" werden oder in einem Arbeitsumfeld dahinvegetieren, das ihnen nicht liegt oder keinen Spaß macht und dadurch nur unterdurchschnittliche Leistung bringen. Sobald sie aber einen Aufgabenbereich zugeteilt bekommen, der ihren Neigungen und ihrer Persönlichkeit entspricht, „blühen" diese Menschen förmlich auf und bringen die Leistung, die der Chef von ihnen erwartet.

## A-Mitarbeiter langfristig binden und fördern

In jedem Falle aber sollten Sie Ihre A-Mitarbeiter hegen und pflegen. Gutes Personal ist gefragt und selten. Sie bekommen ständig

Angebote. Generell wechselt, statistisch gesehen, eine Zahnarzthelferin alle acht Jahre ihren Arbeitsplatz. Gerade im Falle von A-Mitarbeitern geht damit auch eine Menge an Wissen verloren, das nur unter großen Anstrengungen ersetzt werden kann. Bei den nicht gerade üppigen Gehältern, die in dieser Berufsgruppe gezahlt werden, muss der Zahnarzt als Chef seinen „Zugpferden" den Verbleib in der Praxis auf andere Art schmackhaft machen. Dazu hat er viele Möglichkeiten. Vom Sinn-Geben haben wir bereits an anderer Stelle gesprochen. Fördern Sie Ihre wertvollsten Mitarbeiter. Egal, ob Sie sich mit verschiedenen Anreizsystemen, leistungsgerechter Entlohnung oder einzelnen Formen der Belohnung beschäftigen. Sie können keinen Tag zu früh damit anfangen, motivierte Leistungsträger an Ihre Praxis zu binden. Denn nur motivierte Mitarbeiter füllen Ihre Patientenkartei und sorgen so für den wirtschaftlichen Erfolg als Zahnarzt und Unternehmer.

Ein konkretes Beispiel: Eine A-Mitarbeiterin arbeitete sich durch Fortbildungen und das Internet vorbildlich in das Thema Qualitätsmanagement ein. Es dauerte nicht lange, dann begann sie, auf Teamsitzungen Vorschläge zu machen. Der Chef hatte zuvor ausdrücklich „gute Vorschläge" ausgelobt und belohnte sie für ihr Engagement folgendermaßen:

- MA-Vorschlag führt zur Kostenreduktion, die man messen kann.
  - ➡ MA erhält 25 Prozent der Kostenreduktion im ersten Jahr als Belohnung.
- MA-Vorschlag führt zur Umsatzsteigerung, die man messen kann.
  - ➡ MA erhält 5 Prozent der Steigerung im ersten Jahr als Belohnung.
- MA-Vorschlag verbessert etwas, das man nicht genau messen kann (Freundlichkeit, Ablagesystem etc.).
  - ➡ MA erhält ausgesucht aus Staffelung vom Arzt entweder: Parfümgutschein (80 Euro), Tankgutschein (50 Euro), Essensgutschein (30 Euro).

Als die anderen Mitarbeiter merkten, dass sich Leistung lohnt und der Chef das Engagement ihrer Kollegin honoriert, zogen sie nach und suchten sich ebenfalls Themen, mit denen sie sich profilieren konnten. Es entstand so etwas wie ein positiver Wettbewerb, der allen Spaß machte und die Praxis als Ganzes voranbrachte.

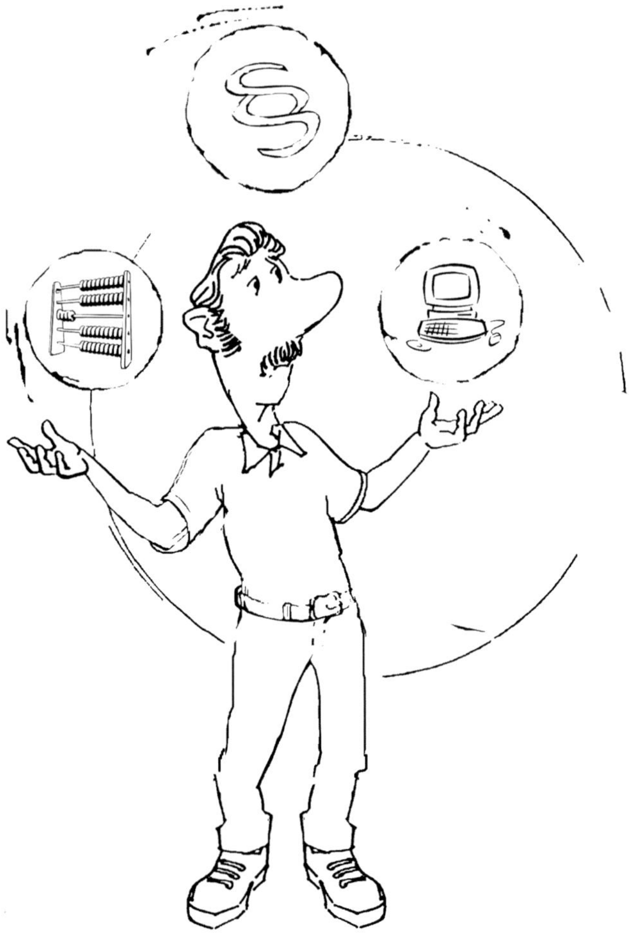

# Sorgfalt ist Alles – und ohne Sorgfalt ist alles nichts

8

„Probleme kann man niemals mit derselben Denkweise lösen, durch die sie entstanden sind.“ *(Albert Einstein)*

*„Gülay, gibst Du mir bitte den Zucker?“ Die junge Türkin reicht ihrer Kollegin die runde Porzellandose mit den grünen Punkten und stochert weiter mit der Gabel in ihrem Möhrensalat. Gabi schaufelt zwei gehäufte Löffel Zucker in einen perfekt aufgeschäumten Latte Macchiato. Ihr Blick bleibt an der gemusterten Dose haften. „Das ist so ziemlich das einzige, was von der alten Teeküche übrig geblieben ist, oder?“ Mit einem Finger schiebt sie das betagte Stück zurück in die Mitte des Tischs. „Na ja, die ist echt retro und außerdem passt sie perfekt zur neuen Corporate Identity“, bemerkt Susi grinsend. „Corporate Identity!“ Mit heller Stimme äfft Gabi die Blondine nach, die ihr daraufhin eine Grimasse schneidet. „Du bist wohl schon ganz auf der neuen Linie Sommer“, setzt sie nach. „Der schicke Kaffeeautomat gehört auch zu dieser neuen Linie. Der scheint Dich aber nicht zu stören“, schaltet sich jetzt Gülay in das Gespräch ein. „Wenn er schon mal da ist, soll er natürlich auch nicht unnütz hier herumstehen.“ Gabi lächelt süffisant und prostet ihren Kolleginnen demonstrativ mit dem Latte-Glas zu. Sofort schwappt die Milchschaumhaube über den Rand und ergießt sich als weiß-*

*bräunliches Rinnsal über ihren Kasack. „Ach nein!", stößt sie gequält aus und stürzt in Richtung Waschbecken, um den Schaden zu begrenzen. Susi und Gülay brechen in schadenfrohes Gelächter aus. „Das ist übrigens ein weiterer Vorteil der Linie Sommer", gluckst Susi. „Auf dem grünen Kasack fallen die Flecken viel weniger auf als auf unseren alten weißen." Die neue Praxisbekleidung war eine von einem Bündel von Maßnahmen, um der Praxis ein „Facelifting" zu verleihen. Die Wände strahlten jetzt in edlem Lichtgrau und frischem Tannengrün und der abgetretene Filzteppich ist gepflegtem Laminat gewichen. Und auch die neue Teeküche ist fertig geworden. Die ehemalige Dauerbaustelle hat sich zu einem gemütlichen, an die Praxisfarben angepassten Aufenthaltsraum für die Mitarbeiter gewandelt. An einem großen Esstisch finden jetzt alle Platz. „Mal ehrlich, wir vermissen die Rumpelkammer doch alle nicht, die sich hier früher Teeküche nannte", gibt Gülay zu bedenken. Susi fällt in diesem Moment wieder auf, wie sehr sich der Deutschkurs für Fortgeschrittene, den Gülay seit einigen Wochen besucht, schon bemerkbar macht. „Sicher nicht. Aber die ganze Renovierung der Praxis hat sicher auch eine Stange Geld gekostet." Bedeutungsvoll blickt Gabi in die Runde. „Und was willst Du damit sagen?" Fragend zieht Susi eine Augenbraue hoch. „Denk doch mal nach, Blondie", spottet Gabi. „Die ganze Renovierung und dann sollen wir angeblich auch noch einen Bonus ausbezahlt bekommen, wenn wir besonders gut arbeiten?" Die Brünette lässt sich zurück auf ihren Stuhl fallen. „Ich hoffe, die wissen was sie tun." Gülay und Susi schauen sie immer noch verständnislos an. „Seid Ihr wirklich so schwer von Begriff? Geld wächst nicht auf Bäumen! Und dass der Seniorchef sich seit Monaten über schlechte Umsatzzahlen beklagt und ständig meckert, dass die neue Gebührenordnung ein wirtschaftliches Arbeiten noch schwerer macht, wisst ihr auch." Gabi betont dabei jedes einzelne Wort so, als müsste sie einer Gruppe von Kleinkindern die Welt erklären. „Ganz von der Hand weisen lässt sich das natürlich nicht, aber ich gehe einfach mal davon aus, dass Dr. Som-*

*mer und Dr. Degen vorher überprüft haben, ob Sie sich das alles leisten können", entgegnet Susi. „Dein Wort in Gottes Ohr. Mir nützen nämlich all die tollen Modernisierungen und der großzügigste Bonus nichts, wenn ich dafür in ein paar Monaten auf der Straße stehe", sagt Gabi während sie mit dem Löffel in ihrem Kaffeeglas rührt. Auch Gülay schaut jetzt nachdenklich drein. „Das ist ohnehin alles nicht so einfach. Mein Schwager ist Anwalt. Er hat gesagt, auch wenn wir alle mit der leistungsgerechten Entlohnung einverstanden sind, müssen noch unsere Arbeitsverträge angepasst werden." Susi dreht sich zu ihr um: „Da hat Dein Schwager sicher recht. Aber bisher hat Dr. Sommer ja auch nur eher allgemein gehaltene Gespräche mit uns geführt. Ich denke, er wollte herausfinden, was wir erwarten, was wir können und ob wir uns ein solches Entlohnungssystem vorstellen können. Es sind ja weitere Gespräche geplant. Da wird es dann sicher konkreter." „KONKRET ist das Stichwort", wirft Gabi ein. „In der Theorie klingt das mit der leistungsgerechten Entlohnung alles super. Aber in der Praxis bedeutet es, dass jeder von uns regelmäßig benotet wird, wie früher in der Schule. Und bisher hat uns niemand gesagt, wie das eigentlich genau funktionieren soll. Insbesondere kann ich mir nicht vorstellen, wie die Herren Doktoren das noch in ihrem Zeitplan unterbringen wollen."„Susi hat recht", beschwichtigt Gülay. „Mir liegen diese Fragen auch im Magen, aber wir sollten einfach hoffen, dass Dr. Sommer sich darüber Gedanken gemacht hat." Gabi räumt inzwischen geräuschvoll das Geschirr in die neue Spülmaschine. „Deshalb wollte er bestimmt auch unbedingt grün für die neue Arbeitskleidung. Die Farbe der Hoffnung", säuselt sie sarkastisch. „Meine Mittagspause ist vorbei. Ich sehe euch nachher", ruft sie, als sie durch die Tür verschwindet.* ■

Die Zweifel, die das Personal von Dr. Degen hat, sind angesichts der geplanten Neuerungen in der Praxis verständlich. Traurig ist nur, dass sich diese Gespräche in der Kaffeküche abspielen. Wünschenswert wäre, dass Mitarbeiter bei solchen schwerwiegenden Fragen ein offenes Ohr bei ihrem Chef finden und ihre Sorgen ansprechen können. Ein Allheilmittel gegen Tratsch und Klatsch wird es sicher niemals geben, aber ein vertrauensvolles Miteinander über alle Hierarchieebenen hinweg trägt in jedem Fall dazu bei, die Entstehung von Gerüchten frühzeitig im Keim zu ersticken und damit auch zu verhindern, dass sich diese „Pseudo-Fakten" immer weiter aufbauen und Unsicherheit und Angst schüren. Im Zuge von Veränderungsprozessen sind Sie als Praxischef daher in besonderem Maße als „Fels in der Brandung" gefordert, der Stabilität und Sicherheit signalisiert. Ihr Job ist es, Veränderungen rechtzeitig, klar und ruhig zu kommunizieren, sobald diese geplant sind, und den Mitarbeitern die Möglichkeit zu geben, hierzu Fragen zu stellen. Transparenz und Offenheit schaffen Vertrauen – Vertrauen in Sie UND in das neue System, das Sie einführen möchten. Das sollten Sie immer bedenken.

Eine Respekts- und Vertrauensbasis aufzubauen, ist nicht leicht und sie kann ebenso schnell wieder gefährdet werden oder ganz verloren gehen. Oft spielen allzu menschliche Gründe eine Rolle, zum Beispiel emotionale Beziehungen innerhalb der Praxis. Das Thema „Liebe am Arbeitsplatz" ist abgedroschen und dennoch aktuell wie nie. Ich habe in den Praxen, die ich betreue, schon alle erdenklichen Beziehungskonstellationen erlebt: Helferin mit Fremdlabormitarbeiter, dessen Labor dann immer die Aufträge bekam; Arzt mit Helferin, obwohl dieser verheiratet war und seine Ehefrau in der Praxis mitarbeitete; verheirateter Arzt mit Ehefrau in der Praxis, der sogar Beziehungen zu ZWEI Helferinnen hatte usw. usw. Das Ende vom Lied: Chaos, emotionale Scherben und irgendeine Person, die gehen muss – meist die Geliebte. Hinzu kommt ein gravierender Verlust von Respekt und Vertrauen seitens der Mitarbeiter.

Bitte verstehen Sie mich nicht falsch: Es liegt mir fern, hier Moralpredigten zu halten, aber wer denkt, er könne ein Verhältnis zu seiner Helferin auf Dauer geheim halten, der irrt sich. Geheimniskrämerei im Alltagsstress konsequent aufrechtzuerhalten, ist schwierig bis unmöglich. Die kleinen verräterischen Signale – ein tiefer Blick in die Augen, ein vertrauterer Umgangston, eine bevorzugte Behandlung, ein zufälliges Treffen außerhalb der Praxis, bei dem man gesehen wird, eine E-Mail, die in die falschen Hände gerät, ein Anruf auf dem Handy des Chefs – es gibt unzählige Möglichkeiten, bei denen Sie „ertappt" werden können. Dann wird aus prickelndem Versteck spielen meist bitterer Ernst. Die Folgen: Heimlichkeiten, Gerüchte, Lügen, schlechte Stimmung, schlechtes Betriebsklima, abnehmender Teamspirit, Respektverlust. Ob es das Wert ist, muss jeder für sich entscheiden.

## Gut geplant ist halb gewonnen

Doch kommen wir zurück zum Kernthema „leistungsgerechte Entlohnung". Sie haben ja inzwischen schon einiges über das Prinzip, die Inhalte und die Erfolgschancen erfahren, die mit der Implementierung eines solchen Systems verbunden sind. Unverzichtbar ist jedoch, dass jeder Einführung und Neustrukturierung erst einmal eine detaillierte Planungsphase vorangeht. Im Rahmen dieser Planung müssen drei Aspekte genau analysiert werden:

1. **Wirtschaftlichkeit der Praxis – „Gut zu wissen, wo man steht und wie weit man gehen kann."**

   Hierbei geht es um die Ermittlung der betriebswirtschaftlichen Praxiskennzahlen. Diese geben Auskunft über die Tragfähigkeit der Praxis. Die Analyse der Praxiskennzahlen bringt Stärken, Schwächen und Verbesserungspotentiale ans Licht und Klarheit darüber, ob das Unternehmen auf „Erfolgskurs" ist. Ist dies nicht der Fall, tragen die betriebswirtschaftlichen Informationen dazu bei, frühzeitig geeignete Maßnahmen zu ergreifen, um die Praxis wieder „auf Kurs" zu bringen. Praxiskennzahlen sind also unverzichtbare Steuerungselemente. Sie enthalten unter anderem Patienteninformationen in Form von Alter, Geschlecht und Kassenzugehörigkeit, aber auch Überweisungsstatistiken, Behandlungszeiten, erbrachte Leistungen und Fremdleistungen, Ausgaben für Löhne und das Einkommen des Zahnarztes. Auf Basis dieser harten Zahlen und Fakten sollten Sie – gemeinsam mit Ihrem Steuer- oder Unternehmensberater – ermitteln, welche Zusatzkosten, zum Beispiel für Investitionen in eine moderne Praxis-EDV oder den variablen Gehaltsanteil eines neuen Vergütungsmodells im Falle einer Neustrukturierung, auf Sie zukommen und welche Aufwendungen Ihre Praxis tragen kann. Leider erlebe ich in der Praxis immer noch oft, dass Zahnärzte sich ungern mit ihren Praxiskennzahlen auseinandersetzen. Es erscheint vielen einfach nicht wichtig genug, schließlich ist das Wartezimmer voll, bisher ist auch ohne Zahlenjonglieren irgendwie alles gut gegangen. Das böse Erwachen kommt dann, wenn die Praxis plötzlich keine schwarzen Zahlen mehr schreibt und sich niemand erklären kann, wieso das so ist. Selbst erfolgreiche Praxen sind vor solchen Entwicklungen nicht gefeit, daher rate ich grundsätzlich dazu, eine Wirtschaftlichkeitsanalyse von erfahrenen Experten durchführen zu lassen.

## 2. Technische Voraussetzungen – „Immer einen Mausklick voraus"

Da Modelle wie das der leistungsgerechten Entlohnung langfristig angelegt sind, empfiehlt es sich auch, parallel dazu (falls noch nicht vorhanden) ein professionelles Controlling einzuführen. Keine Panik, dazu müssen Sie kein betriebswirtschaftliches Zweitstudium aufnehmen und auch nicht noch mehr Ihrer kostbaren Zeit am Stuhl einbüßen. Was Sie brauchen, ist lediglich eine vernünftige Praxissoftware und die Bereitschaft, künftig alle ihre Daten im PC zu erfassen bzw. erfassen zu lassen. Die angelegten Daten liefern alle notwendigen Informationen, die Controlling-Instrumente zur Auswertung benötigen. Spezielle EDV- und Controlling-Produkte, die sich genau an den Bedürfnissen einer zahnmedizinischen Praxis orientieren und auch auf das entsprechende Vokabular angepasst wurden, sind im Handel erhältlich. Die Einarbeitungszeit ist aufgrund der guten Benutzerfreundlichkeit und spezieller Serviceleistungen der Hersteller meist gering, so dass Ihnen der Umgang mit Zahlen und Statistiken bald genauso vertraut ist wie der Umgang mit Bohrer, Fräser oder Laser. Auf diese Weise sind Sie in der Lage, nicht nur die Risiken von Fehlplanungen zu minimieren, sondern aktiv den Erfolg Ihrer Praxis und möglicher Veränderungsprozesse mitzugestalten. Eine professionelle Praxis-EDV kann aber noch mehr: Sie unterstützt Sie und Ihr Team dabei, das Modell der leistungsgerechten Entlohnung schnell und übersichtlich in Ihren Praxisablauf zu integrieren – zum Beispiel, indem Sie Mitarbeiterfragebögen darin hinterlegen, Entwicklungsprozesse dokumentieren, Zielvereinbarungen speichern und abrufen oder Benotungstabellen anlegen lassen. Dass die Installation einer geeigneten Praxis-EDV immer mit unterschiedlich hohen Investitionskosten verbunden ist, steht außer Frage. Diese amortisieren sich jedoch meist schnell, denn die Einsparungen an Kopier-, Lagerungs- und Datenpflegekosten belaufen sich auf bis zu 30 Prozent. Außerdem sind die Anschaffungskosten für Computersysteme in den vergangenen Jahren stark gesunken. Und durch modulartig aufgebaute EDV-Programme lassen sich auch die Softwarekosten individuell anpassen. Fest steht: Das digitale Zeitalter hat längst begonnen – verschließen Sie sich also nicht davor, sondern nutzen Sie die Möglichkeiten, die sich Ihnen bieten.

## 3. Rechtliche Aspekte – „Damit alles Hand und Fuß hat"

Auch rechtliche Aspekte, vor allem arbeitsrechtliche Besonderheiten, müssen im Vorfeld der Einführung einer leistungsgerechten Entlohnung geprüft werden, damit alles „wasserdicht" ist. Denn es liegt in der Natur der Sache, dass Veränderungsprozesse auch rechtliche Fragen aufwerfen. So müssen beispielsweise die Arbeitsverträge entsprechend angepasst werden, wenn sich Gehaltsvereinbarungen ändern oder Bonussysteme neu hinzukommen. In diesem Zusammenhang ist es daher ratsam, einen Anwalt für Medizinrecht zu Rate zu ziehen, der sich auch mit speziellen Themen auskennt, wie beispielsweise der leistungsgerechten Entlohnung von 400-Euro-Kräften. Diese geringfügig beschäftigten Mitarbeiter dürfen gehaltstechnisch die gesetzlich vorgeschriebene Grenze von 400 Euro nicht überschreiten und somit auch keine monetären Zusatzvergütungen für besonders gute Leistungen erhalten. Eine zusätzliche Anerkennung auf Basis von nicht-monetären Anreizen wie beispielsweise Gutscheine, Gleittage oder Fortbildungsangebote ist jedoch möglich.

Zusammenfassend lässt sich festhalten: Das Modell der leistungsgerechten Entlohnung bietet viele Vorteile. Es ist zukunftweisend und rechnet sich nicht nur für Ihre Mitarbeiter, sondern macht sich auch für Sie als Chef bezahlt, denn letztendlich dient es dem Gesamtwohl der Praxis. Doch wie sagte bereits Willy Meurer, deutsch-kanadischer Kaufmann und Publizist: „Planung ohne Ausführung ist meist nutzlos – Ausführung ohne Planung ist meistens fatal." Auch bei der leistungsgerechten Entlohnung geht es nicht ohne Planung. Aber dafür gibt es Experten, die Sie unterstützen. Auch Dr. Sommer steht seinem Kollegen Dr. Degen bei der Einführung des neuen Modells mit Rat und Tat zur Seite. Schauen wir, wie es weitergeht.

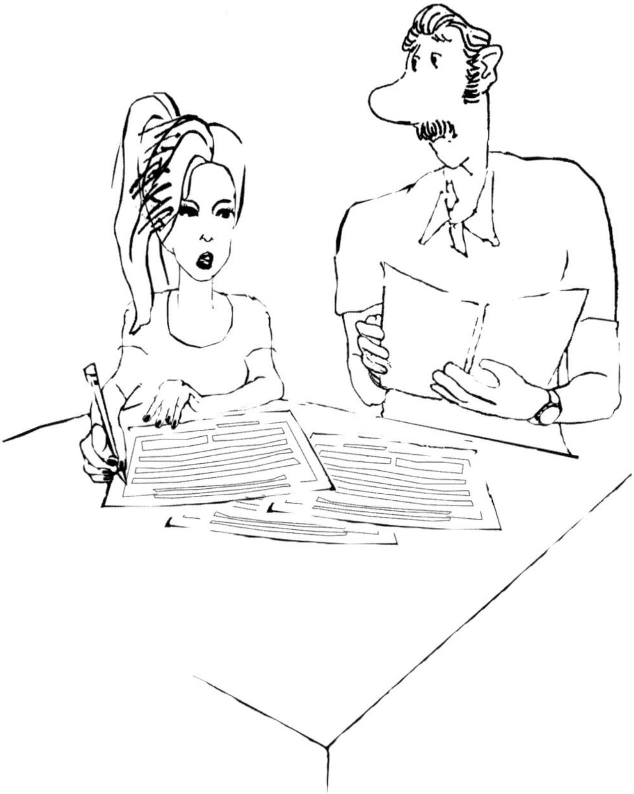

# Guter Wille mit System – überprüfbare Ziele festlegen

# 9

„Es soll nicht genügen, dass man Schritte tue, die einst zum Ziele führen, sondern jeder Schritt soll Ziel sein und als Ziel gelten.“

*(Johann Wolfgang von Goethe)*

*Dr. Sommer beobachtet aus den Augenwinkeln die junge Frau, die an der Rückseite seines Schreibtischs sitzt, während er einen letzten Blick auf die vor ihm liegenden bedruckten Seiten wirft. Auch Susi ist gerade mit Lesen beschäftigt. Konzentriert haftet ihr Blick an den Zeilen, Kästchen und Linien auf dem Papier. Sie sieht ein wenig angestrengt aus und auf ihrer Stirn bildet sich eine kleine Falte. Der junge Zahnarzt muss unwillkürlich schmunzeln. Er hatte die Bögen für die Mitarbeiterbewertung ebenfalls erst genau lesen müssen – das konnte er nun auch seiner Helferin nicht ersparen. „Besondere Leistungen zu würdigen ist löblich und die Basis für die Idee der leistungsgerechten Entlohnung“, denkt Dr. Sommer im Stillen. Aber die Beurteilung des Personals ist eine Notwendigkeit und er wollte, dass jeder in der Praxis sich mit dem Punktesystem auseinandersetzt, das der „Benotung“ in Zukunft zugrunde liegen würde. Alle Mitarbeiter sollten sehen, dass ihre Bewertung nicht willkürlich, sondern nach vorher genau definierten Parametern erfolgen würde.*

*Susis Stimme holt ihn aus seinen Gedanken zurück: „...fasst Kritik immer positiv auf und kann diese sofort positiv für sich umsetzen und sich dadurch weiterentwickeln. Gibt dabei Erfahrungen an andere weiter, absolute Vorbildfunktion", liest die Blondine leicht verunsichert vor. Die Beschreibung hört sich aus ihrem Mund fast eher wie eine Frage an. Wieder kann sich Dr. Sommer ein Lächeln nicht verkneifen. Mit solchen Reaktionen hatte er gerechnet. Diese Sätze waren quasi die Definition für das Verhalten eines Mitarbeiters, der in der Kategorie „Kritikfähigkeit" die höchste Punktzahl erhält. „Da wird ja nichts dem Zufall überlassen", kommentiert Susi. „Und das ist auch gut so!", entgegnet der Zahnarzt sogleich. „Das Zufallsprinzip hat in der Mitarbeiterbewertung nichts verloren. Oder wäre es Ihnen lieber, ich würde die Benotungen auswürfeln?" Jetzt ist es Susi, die verlegen lächelt: „Natürlich nicht. Aber diese Beschreibung macht mir fast Angst. Wer ist schon so perfekt?" Dr. Sommer sieht sie versöhnlich an: „Um Perfektion geht es hier nicht, sondern um den Ansporn, jeden Tag sein Bestes zu geben und sich weiter zu entwickeln. Sie könnten es höchstens ‚Streben nach Perfektion´ nennen."*

*„Und jeder Mitarbeiter wird in allen Kategorien bewertet? Zum Beispiel Pünktlichkeit, Teamfähigkeit, Ordnungssinn, Freundlichkeit oder Zuverlässigkeit? Und zu jedem dieser Themen gibt es vier Stufen, die genauso detailliert beschrieben sind?" Die Fragen sprudeln nur so aus Susis Mund. „Mir ist klar, dass das alles noch neu für Sie und die anderen ist", beruhigt sie Dr. Sommer. „Ich finde es übrigens gut, dass Sie so viele Fragen stellen. Ich möchte nämlich von Anfang an alle mit im Boot haben und möglichst viele Missverständnisse ausräumen." Er bemerkt, wie Susi zum Sprechen ansetzt, sich dann aber auf die Lippe beißt und seinem Blick ausweicht. Der Zahnarzt beugt sich aufmunternd nach vorne: „Ich sehe Ihnen an der Nasenspitze an, dass Sie noch eine weitere Frage haben, Susi." Die Praxishelferin rutscht scheinbar unbehaglich auf ihrem Stuhl hin und her. „Das geht mich ja eigentlich nichts*

*an", beginnt sie. „Aber ist das nicht furchtbar aufwändig?" „Es ist Ihnen durchaus erlaubt, sich eigene Gedanken zu machen und auch zu äußern, solange das in der gebotenen Form geschieht", nimmt Dr. Sommer seiner Helferin die Hemmungen. Er sieht, wie sich ihre Gesichtszüge entspannen. „Die Frage ist berechtigt. Momentan sind Frau Redlich und ich gerade auf der Suche nach einer geeigneten Praxissoftware, die Dr. Degen und mir dabei helfen soll, die Benotung möglichst reibungslos in den Praxisalltag zu integrieren", erzählt er. „Es gibt da diverse Möglichkeiten. Dann können wir uns auch entscheiden, ob wir monatlich, wöchentlich oder vielleicht sogar täglich bewerten werden."*

*Dr. Sommer nimmt die zwei bedruckten Seiten wieder in beide Hände und legt sie vor sich ab. „Diese Bögen hier haben aber noch einen anderen Zweck." Susi schaut interessiert. „Das Belohnungssystem soll uns alle dazu anspornen, noch besser zu werden. Und das funktioniert nur, wenn wir uns realistische Ziele setzen und diese auch regelmäßig überprüfen", erklärt er. „Und was haben diese Bögen damit zu tun?", hakt Susi nach. „Ich möchte, dass jeder Mitarbeiter sich anhand dieses Bogens zunächst selbst benotet. Ich werde dann meine Einschätzung mit dem gleichen Raster vornehmen. Im nächsten Gespräch sehen wir dann, wo die Benotungen übereinstimmen und wo nicht. Bei den Kategorien mit gravierenden Abweichungen besteht besonderer Gesprächsbedarf. Hier sollten dann auch genaue Ziele bis zum folgenden Gespräch vereinbart werden."*

*„Das ist ganz schön schwierig", antwortet Susi zerknirscht. „Eigentlich müssen Sie in erster Linie einschätzen, wo Ihre Stärken und wo Ihre Schwächen liegen." Dr. Sommer neigt den Kopf leicht zur Seite. „Genau genommen haben Sie mir dazu in unserem Vorgespräch schon eine ganze Menge erzählt." „Habe ich das?" Die Praxishelferin sieht ihn hilfesuchend an. „Sie haben mir erzählt, dass Ihnen während ihrer Ausbildung im Hotelfach der Dienst am Empfang viel Freude bereitet hat. Auch hier in der Praxis möchten*

*wir den Patienten schon bei der Anmeldung das Gefühl geben, dass sie bei uns in guten Händen sind. Sie wissen doch: Für den ersten Eindruck gibt es keine zweite Chance." Susi nickt zustimmend und sagt schließlich: „Es ist ja nicht so, dass uns der Gedanke, die Aufgabenfelder zu tauschen, nicht auch schon gekommen wäre. Ich habe das Thema mit Gabi schon einige Male besprochen. Sie fühlt sich mit der Arbeit direkt am Stuhl viel wohler als hier an der Anmeldung und ist immer ganz glücklich, wenn sie Gülay oder mich vertreten darf." „Und haben Sie Ihre Ideen auch einmal Dr. Degen unterbreitet?" Susi grinst höhnisch. „Oh ja, das haben wir. Und er hat uns unmissverständlich darauf hingewiesen, dass es in der Zahnarztpraxis kein Wunschkonzert geben wird". Diese Antwort überrascht Dr. Sommer nicht wirklich. Er kann sich die Szene lebhaft vorstellen. „Dann frage ich Sie einfach einmal direkt: Warum denken Sie, dass Sie am Empfang für die Praxis besonders wertvoll sind?" Die Praxishelferin streicht sich nachdenklich eine Strähne aus der Stirn. „Also: Erstens kann ich mir Namen und Gesichter gut merken. Ich mag den Kontakt zu Menschen und habe irgendwie eine Antenne dafür, in welcher Stimmung sie gerade sind. Außerdem bringt es mich nicht aus der Ruhe, wenn gleichzeitig das Telefon klingelt und ich noch die Terminplanung für Patienten am Empfang machen muss. Ich weiß, das klingt für Sie sicher albern." „Ganz und gar nicht. Erzählen Sie bitte weiter", fordert sie Dr. Sommer auf. „Wenn die Patienten zur Tür hereinkommen, kann ich sehen, ob jemand ängstlich ist oder vielleicht auch nur unsicher. Oder ob jemand sogar besonders gute Laune hat. Mich macht das wirklich zufrieden, wenn es mir gelungen ist, jemanden zu beruhigen, Patienten die Ängste zu nehmen oder auch nur einem Menschen die Gelegenheit zu geben, seine gute Laune zu teilen", sprudelt es aus Susi heraus. „Und die Leute sagen mir oft, sie mögen mein Lächeln." Susi errötet kurz, so als sei sie wegen ihrer eigenen Aussage erschrocken. „Das ist nicht ganz unwesentlich", antwortet Dr. Sommer amüsiert. „Wer nicht lächeln kann, sollte auf einen Beruf, in dem er regelmäßig mit Menschen in Kontakt tritt, besser verzichten." Er sieht Susi nun wieder direkt ins Gesicht. „Sehen Sie denn auch spezielle Themen, die den Empfang betreffen, bei denen Sie noch Nachholbedarf hätten?" Die Blondine blickt peinlich berührt auf ihre Hände. „Das ist ja eine gemeine Frage", murmelt sie. „Also gut: Wenn mich jemand, zum Beispiel am Telefon sehr unhöflich oder ungerecht behandelt, kann es schon passieren, dass ich auch nicht freundlich bleibe und ebenfalls schroff reagiere." „Das ist menschlich, aber nicht sehr professionell", bemerkt der Zahnarzt. „Nehmen wir einmal an, ich würde Ihnen den Vertrauensvorschuss geben und Sie probeweise an der Anmeldung einsetzen – würden Sie sich dann auch zutrauen, sich in ein System für die elektronische Terminvergabe und ein entsprechendes Terminbuchmanagement einzuarbeiten?" „Das würden Sie wirklich tun?", fragt die Blondine erfreut. „Oh ja, klar würde ich mir das zutrauen", freut sie sich. „Sehen Sie! Das war doch gar nicht so schwer mit der Selbsteinschätzung", ermuntert Dr. Sommer seine Mitarbeiterin. „Jetzt machen Sie das einfach für die einzelnen Kategorien auf dem Einschätzungsbogen und geben mir die Blätter bis spätestens übermorgen zurück. Und wir machen dann für nächste Woche einen Termin aus, besprechen die Ergebnisse und legen für Themen mit Verbesserungsbedarf Ziele und Maßnahmen fest. Das kann übrigens auch eine Weiterbildung in Form eines Telefontrainings oder eine spezielle Schulung für den Umgang mit besonders schwierigen Patienten sein." „So etwas gibt es?", ruft Susi erstaunt aus. „Wenn Sie interessiert sind?", antwortet Dr. Sommer. „Darauf können Sie wetten!", antwortet Susi sofort. „Dann war es das zunächst einmal. Und bitte denken Sie daran, dass bei der Selbsteinschätzung mit den Bögen Ehrlichkeit das erste Gebot ist", erinnert er sie. „Ich erledige das gleich heute Abend." Schwungvoll nimmt sie die Blätter an sich. „So kann es weitergehen", murmelt Dr. Sommer und bereitet sich auf das nächste Gespräch vor.* ■

Was will uns diese Spielszene sagen? Ganz klar: Dr. Sommer gelingt es nach und nach, seine Mitarbeiter mit ins Boot zu holen und auf seine Pläne für die Zukunft der Praxis einzustellen. Er geht offen auf sie zu und wirbt um Vertrauen für das System der leistungsgerechten Entlohnung. Doch wie genau entsteht dieses Vertrauen? Ehrlichkeit und Zuverlässigkeit sind große Worte, die aber enttäuschen, wenn keine entsprechenden Taten folgen. Denn wenn wir ehrlich sind, schenken wir unsere Zuversicht in den meisten Fällen doch lieber Menschen, die für uns berechenbar sind – und das meine ich im positivsten Sinne. Auch Ihre Mitarbeiter möchten sich auf Sie verlassen können. Das Gleiche gilt natürlich umgekehrt. Selbstverständlich gehen Sie davon aus, dass Ihre Helferin guten Willens ist, die ihr übertragenen Aufgaben bestmöglich zu erfüllen. Doch um dahin zu gelangen, muss sie auch genau wissen, was Sie von ihr erwarten.

! *Beschreiben Sie deshalb Aufgaben, Tätigkeiten und Verhaltensmuster präzise.*

Nur so hat Ihr Personal auch eine Chance, Ihren Anforderungen gerecht zu werden. Die Bewertungsbögen für die leistungsgerechte Entlohnung eignen sich sehr gut für solche Definitionen. Dr. Sommer geht die Themen mit Susi Schritt für Schritt durch. Wann die Umsetzung einer Aufgabe als gut, zufriedenstellend oder mangelhaft beurteilt wird, können beide Seiten ebenfalls anhand der Bögen nachvollziehen. Sollte Susi etwas unklar sein, kann sie direkt nachfragen. Kontrollierbare, genau definierte Zielvorgaben geben nicht nur Sicherheit, sondern Ihren Angestellten auch das Gefühl, dass Sie sie ernst nehmen und ihnen etwas zutrauen.

## Zahlen nutzen anstatt Phrasen dreschen

Es ist leicht, enthusiastisch den Anbruch „neuer Zeiten in der Praxis" zu preisen oder ganz allgemein davon zu sprechen, „dass alles besser wird" oder dass „alle an einem Strang ziehen" sollten. Folgen dann aber in absehbarer Zeit keine sinnvollen Aktionen, verliert man als Chef schnell an Glaubwürdigkeit. Diesen Aussagen messen Ihre Mitarbeiter dann ungefähr so viel Bedeutung zu wie den Wahlversprechen diverser Politiker. Wer also allein auf seine Fähigkeit als „Schlachtredner" vertraut, muss sich nicht wundern, wenn er den Eindruck vermittelt, es sei ihm eben doch nicht so wichtig, ob und wie sein Personal seine Vision von der Praxis verinnerlicht. Wenn Sie Ihre Mitarbeiter für bestimmte Ziele, Verbesserungen oder Änderungen sensibilisieren möchten, sollten diese vor allen Dingen nachvollziehbar sein. Ziele erfordern darüber hinaus noch eine wichtige Eigenschaft: Vorstellungskraft. Wer kann sich schon vorstellen, was Sie meinen, wenn Sie sagen: „Wir müssen mit dem Material in der Praxis besser haushalten?" Eine solche Aussage produziert eher Fragen als Lösungsansätze. Welches Material meinen Sie konkret? Gibt es einen Anlass für die Bemerkung? Sind die Kosten für Materialen gestiegen und wenn ja, in welcher Höhe? Seit wann ist eine Veränderung der Kosten zu verzeichnen? Sprechen Sie in der nächsten Teamsitzung lieber ein konkretes Beispiel an. „Wieso brauchen wir immer so viele Feuchttücher für die Flächendesinfektion?" ist jedoch ebenfalls keine perfekte Fragestellung. Der Mensch braucht Orientierungshilfen, um sich Dinge vorzustellen. Schon ein Kleinkind kann den Unterschied zwischen einem und zehn Keksen ausmachen. Zahlen helfen also.

! *Ermitteln und nutzen Sie Kennzahlen, um das Verständnis Ihrer Mitarbeiter für bestimmte Probleme zu fördern.*

Im Rahmen eines effektiven Qualitätsmanagements empfiehlt es sich ohnehin, aussagekräftiges Zahlenmaterial bereit zu stellen. Softwarebasierte, anwenderfreundliche Systeme zur Verwaltung von Zahnarztpraxen sind in der Branche auf dem Vormarsch. Entsprechende Werte sind deshalb heute ohne großen Aufwand ermittelbar.

„Wir haben diesen Monat 15 Prozent mehr Feuchttücher für die Flächendesinfektion bestellt. Woran kann das liegen?" Dies wäre ein Satz, der zum Nachdenken anregt. Hierbei geht es wiederum nicht um Schuldzuweisungen, sondern um Lösungen. Eine präzise formulierte Frage kann zu überraschenden Ergebnissen führen. Vielleicht stellt sich ja in der Teamsitzung heraus, dass aus Kostengründen im vergangenen Monat Feuchttücher einer anderen Marke bestellt wurden. Möglicherweise schließen die Packungen nicht optimal, so dass die Tücher schneller austrocknen und nicht mehr verwendbar sind. Deshalb müssen mehr Feuchttücher bestellt werden und die Rechnung geht letztendlich nicht auf. Das Team kann den Grund für die Abweichung schnell herausfinden und gegensteuern.

## Der Weg allein ist nicht das Ziel

Sie haben als Zahnarzt sicher individuelle Vorstellungen von der Zukunft Ihrer Praxis. Das geht Dr. Sommer genauso. Er möchte die Prophylaxe als zweites Standbein ausbauen, eine karteikartenlose Patientenverwaltung mit entsprechender Terminplanung einführen und seine Patienten serviceorientiert behandeln. Allein ist das nicht zu schaffen, also muss er seine Mitarbeiter für seine Ziele gewinnen. Jeder einzelne hat eine Funktion auf dem Weg zum „großen Ziel". Dr. Sommers Aufgabe als Chef ist es, diese Einzelbeiträge in Zielvorgaben umzuwandeln und zu kommunizieren, damit sein Personal als Team funktioniert. Guter Wille ist dabei die erste Voraussetzung, reicht aber nicht aus, um Ziele zu realisieren. „Dabeisein ist alles" mag für Olympia ein ehrenhaftes Motto sein, wer seine Visionen aber in die Tat umsetzen will, muss mehr verlangen. Dabei sollten Sie es jedoch vermeiden, Ihre Angestellten durch allzu hohe Erwartungen oder unrealistische Forderungen zu frustrieren. Denn selbst vorbildliche Mitarbeiter geben irgendwann auf, wenn sie das Gefühl beschleicht, dass die Ziellinie immer wieder in weite Ferne rückt. Etappenziele hingegen sind ein guter Ansporn. Kleine Erfolge als Zwischenschritte können genossen und gefeiert werden. Das schafft Anreize, das Gesamtziel zu erreichen.

## Papier ist mehr als geduldig

Kennen Sie das Gefühl, dass ein Gedanke automatisch konkreter wird, wenn Sie versuchen, ihn zu Papier zu bringen. Das Gleiche gilt für Ziele. Sie mögen jetzt sagen: „Muss das sein? Dafür habe ich wirklich keine Zeit!" Aber der Griff zu Notizblock und Bleistift lohnt sich.

Um Ziele „richtig" zu formulieren, sollten Sie sich erst einmal im Klaren darüber sein, welcher Art diese sind.

- Quantitative Ziele (Umsatz- und Gewinnerhöhung, mehr Prophylaxe, Implantate)
- Qualitative Ziele (bessere Materialien, Praxischeck, Zertifizierung)
- Zwischenmenschliche Ziele (Patienten- und Mitarbeiterzufriedenheit)
- Soft Skills (bessere Kommunikation, persönliche Reifung, eigene Arbeitszufriedenheit wegen hoher Kompetenz)

Wenn wir wieder auf unsere Geschichte zurückkommen, bedeutet dies zum Beispiel: Dr. Sommer hat das quantitative Ziel, die Prophylaxe auszubauen und damit auch seinen Umsatz zu steigern. Außerdem möchte er seinen Patienten mehr Service bieten, was sowohl zwischenmenschliche Ziele als auch die Soft Skills betrifft. Diese Ziele haben durchaus mit Susis Aufgabenbereich zu tun. Denn an der Anmeldung ist sie für die Kommunikation mit den Patienten zuständig. Auf deren individuelle Bedürfnisse einzugehen, gehört deshalb ebenso zu ihrer Arbeit wie der Aufbau eines Recall-Systems für die Prophylaxe – und zwar mit Hilfe moderner Software.

Dr. Sommer legt nun gemeinsam mit Susi Etappenziele fest, um seine Praxisziele zu erreichen. Dazu eignet sich auch der Bewertungsbogen für die leistungsgerechte Entlohnung gut. Denn Helferin und Zahnarzt können anhand der Vorgaben feststellen, in welchen Bereichen sie „auf Kurs" ist und wo noch Verbesserungsbedarf besteht. In Susis Fall ist es der Umgang mit „schwierigen Patienten" am Telefon und ihre fehlenden Erfahrungen mit computergestützten Verwaltungssystemen oder dem elektronischen Terminplaner. In beiden Bereichen wird sie entsprechende Fortbildungen absolvieren.

## Ziele „SMART" formulieren

An dieser Stelle komme ich wieder auf das Papier zurück, das uns zwingt, Ziele präzise zu formulieren. Dass die Schriftform hilft, habe ich bereits erläutert. Gerade bei einer gemeinsamen Zielvereinbarung zwischen Zahnarzt und Angestelltem dient es außerdem auch der Sicherheit beider Parteien, wenn diese Inhalte nachlesbar und somit auch kontrollierbar sind.

Eine beliebte Möglichkeit ist die „SMART-Methode", wobei sich der Name aus den Anfangsbuchstaben der Begriffe zusammensetzt, die ein optimal konkretisiertes Ziel definieren.

**S** = specific (spezifisch)
**M** = measurable (messbar)
**A** = achievable (erreichbar)
**R** = realistic (realistisch)
**T** = time framed (Zeitrahmen)

Für Ihre Mitarbeiter ist es in der Regel leichter, ein individuelles Ziel zu erreichen als ein generelles. Eine spezifische Zielvorgabe macht deshalb Sinn.

## Nehmen wir einmal als Beispiel:

➡ *„Ich will am Telefon souveräner mit Patienten umgehen."*
Besser: „Ich werde in diesem Jahr mindestens eine Fortbildung in Form eines Gesprächstrainings einplanen."

Außerdem sollte das Ziel „messbar" sein. Fragen Sie sich also, wie sich Veränderungen „sichtbar" machen lassen und legen Sie Kriterien fest, die Fortschritte dokumentieren.

➡ *„Ich möchte wirtschaftlicher mit dem Verbandsmaterial umgehen."*
Besser: „Ich möchte nächsten Monat mindestens 10 Prozent weniger Verbandsmaterial bei den Bestellungen verzeichnen."
Wichtig ist auch, dass Zielvorgaben realistisch und erreichbar sind.

➡ *„Ich will meine Umsätze durch Prophylaxe in einem halben Jahr verdoppelt haben."*
Besser: „Ich lasse eine meiner Helferinnen zur Prophylaxe-Assistentin weiterbilden und richte ein entsprechendes Prophylaxe-Zimmer ein."

Ein Zeitrahmen ist schließlich die Voraussetzung, dass Fortschritte nachvollzogen und kontrolliert werden können.

➡ *„Ich möchte mehr Geld mit meinem Praxisshop verdienen."*
Besser: „Innerhalb eines Jahres sollen die Einnahmen aus dem Praxisshop 15 Prozent meines Umsatzes ausmachen."

Dr. Sommer und Susi sind beim Thema „Zielvorgaben" also auf einem guten Weg. Der Zahnarzt verdeutlicht seiner Helferin mit Hilfe des Bewertungsbogens seine Anforderungen, die auch konkret und schriftlich fixiert sind. Wichtig ist hierbei für den Zahnarzt, dass er sowohl bei den Zielvereinbarungen als auch bei der Art und Weise, in der er Feedback gibt, bestimmte Regeln beachtet (siehe Kästen).

Termine für weitere Mitarbeitergespräche dienen dann der regelmäßigen Kontrolle, ob die Zielvorgaben auch eingehalten werden. Ein wichtiges Stichwort ist in diesem Zusammenhang auch die „Integritätskohärenz". So darf die Führungskraft keine „Kursänderungen" vornehmen, die nicht nachvollziehbar sind und nicht im Vorfeld ausreichend begründet worden sind. Dies würde der Mitarbeiter als Mangel an Transparenz werten – eine klare Linie wäre nicht mehr erkennbar.

### Tipps für Zielvereinbarungen:

1. Denken Sie daran: Ziele zu vereinbaren ist mühsam, lohnt sich aber immer.
2. In der Zahnarztpraxis sollten betriebswirtschaftliche und andere Ziele dem
3. Team in vollem Umfang bekannt sein.
4. BehandlerInnen sind Vorbild bei der Zielformulierung und -erfüllung.
5. Leistungs- (Zwischen-) Ziele sollten zusammen mit dem Team formuliert und überprüft werden. Individuelle Verhaltensziele werden im Einzelgespräch gesetzt.
6. Ist ein Teamziel erreicht: FEIERN (Team bei der Planung einbinden).
7. Werden individuelle (Verhaltens-) Ziele erreicht, die sich auf die Arbeit in der Praxis beziehen (z. B. mehr Pünktlichkeit, besserer Umgang mit Patienten): ANERKENNEN.
8. Alle Ziele müssen Herausforderungen sein, nicht Routine.
9. Ziele sollen nicht auf Kosten anderer gesetzt und verfolgt werden.
10. Können (betriebswirtschaftliche) Leistungsziele durch unvorhergesehene Umstände nicht erreicht werden, müssen diese Umstände sorgfältig geprüft und neue Ziele formuliert werden. Frage: Waren diese Umstände wirklich unvorhersehbar und/oder könnten sie erneut störend ins Gewicht fallen? (Beispiele: Eröffnung einer neuen Praxis in der Nachbarschaft, Trennung einer Gemeinschaftspraxis).
11. Bei schwierigen Zieldefinitionen sollten Menschen mit Erfahrung auf diesem Gebiet um Rat gefragt oder externe Berater gerufen werden.

## Richtig Feedback geben

Für zukünftige Mitarbeitergespräche auf der Basis der Bewertungsbögen ist es wichtig, dass der Zahnarzt in der Lage ist, seinen Mitarbeitern ein sachliches und produktives Feedback zu geben. Hier einige Grundregeln:

***Für den Feedback-Geber:***

Anders als in gruppendynamischen Prozessen, in denen Feedback oft erbeten oder ohne Zwang angeboten wird, erfolgt Feedback am Arbeitsplatz in der Regel direkt und unerbeten. Beispiel: „Sie haben mich doch neulich in dieser schwierigen Situation mit dem aufgeregten Patienten gesehen. Wie habe ich da auf Sie gewirkt?" oder: „Ich habe Sie kürzlich beobachtet, wie Sie mit dem aufgeregten Patienten umgegangen sind. Darf ich Ihnen dazu Rückmeldung geben?"

**Die einfachste Form für den Feedback-Geber ist die Drei-Punkte-Technik:**

1. Was habe ich gesehen?
   *„Ich habe gestern gesehen, wie Sie mit dem aufgeregten Patienten umgegangen sind."*
2. Was habe ich dabei gedacht/gefühlt? Wie habe ich reagiert?
   *„Dabei habe ich gedacht/gefühlt, dass..."*
   *„Meine Reaktion war, dass..."*
3. Wie hätte ich es gerne? Was wünsche ich mir in Zukunft?
   *„In Zukunft möchte ich, dass Sie bei aufgeregten Patienten..."*

Spezielle Regeln:

1. Der 1. Schritt bezieht sich ganz konkret auf ein Verhalten oder ein Ereignis, das ich selbst bei meinem Gesprächspartner wahrgenommen habe. Bitte hier Ich-Aussagen verwenden und möglichst nicht werten (weder verbal noch nonverbal. Achtung: Körpersprache!). Wichtig: Wo und wann habe ich X gesehen oder gehört?
2. Das Verhalten oder das Ereignis schlicht beschreiben, Positives zuerst. Negatives mit „und" anschließen, denn eine Verbindung mit „aber" kann das Positive stören und die vertrauensvolle „Lernatmosphäre" belasten.

**Zu beachten: Das Feedback nur auf veränderbares Verhalten beziehen:**

1. Eigene Empfindungen/Reaktionen benennen, nur im eigenen Namen sprechen (nicht „man" etc.).
2. Die eigene Motivation prüfen (keine „alten Rechnungen" begleichen).
3. Die eigene Emotion prüfen („*Bin ich jetzt ruhig genug für ein faires Feedback?*", „*Hat mich die Wut im Griff oder habe ich sie?*").
4. Ehrlich sagen, was ich fühle/denke, aber ohne zu verletzen.
5. Den Menschen ihr Menschsein (und ihre Fehler) verzeihen.

***Für den Feedback-Nehmer:***

**Die einfachste Form für den Feedback-Nehmer ist die Zwei-Punkte-Technik:**

1. Schweigen und zuhören.
   Bei sachlichen Unklarheiten nachfragen (Vgl. „Aktives Zuhören")
   „*Das habe ich nicht verstanden. Wie meinen Sie das genau?*" oder: „*Können Sie mir noch ein Beispiel nennen?*"
2. Nachdenken, nachdenken, nachdenken: „*Hat der Feedback-Geber recht? Oder zumindest etwas recht?*

**Spezielle Regeln:**

1. Keine Rechtfertigung oder Verteidigung.
   „*Ja, aber da habe ich…*"
2. Das Feedback innerlich nicht wegschieben oder den Feedback-Geber abwerten:
   „*Davon versteht der doch nichts.*"
3. Dem Feedbackgeber deutlich machen, dass die Rückmeldung angekommen ist. Eventuell mit einem (echt empfundenen) Dank verbinden.
   „*Das ist mir bisher nicht aufgefallen. Vielen Dank für den Hinweis. Ich werde darüber nachdenken.*"

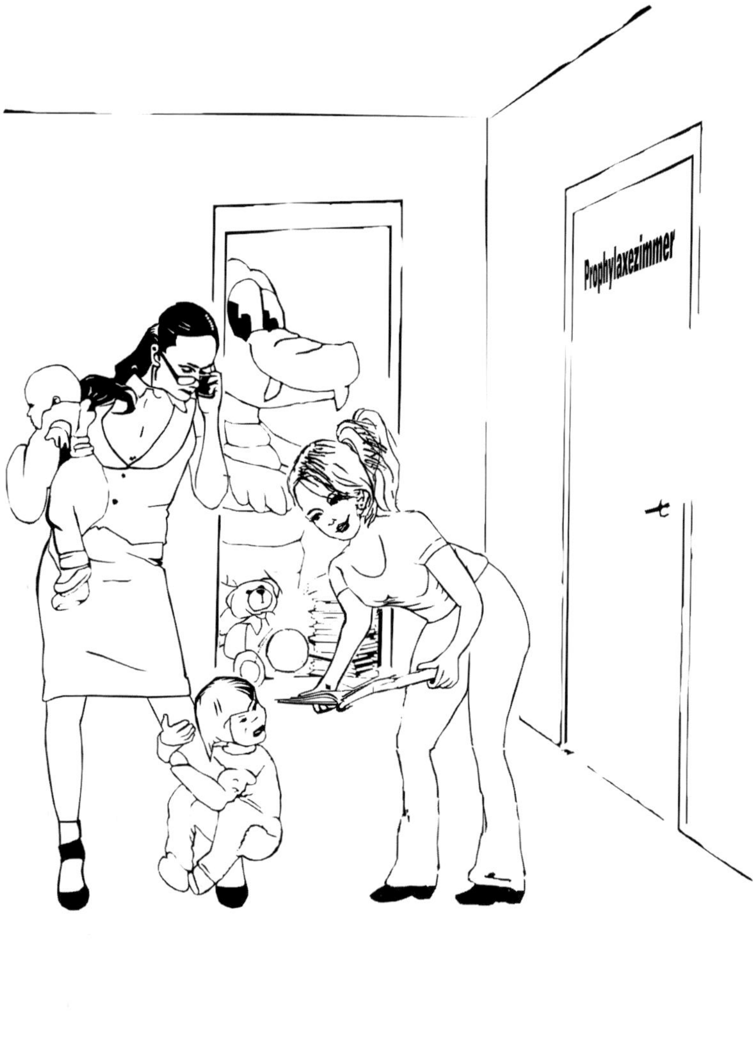
Prophylaxezimmer

# Kleine Dramen mit Happy End – sechs Monate später

# 10

„Lob ist die einzige Kraft, die uns zu edlen Handlungen antreibt und Ausdauer dafür verleiht.“ *(Jean de La Bruyère)*

*„Du brauchst wirklich keine Angst zu haben.“ Susi beugt sich zu einem kleinen Jungen hinunter, der ängstlich die Hand seiner Mutter drückt. „Schau mal, ich habe hier etwas für Dich.“ Die Unsicherheit im Gesicht des strohblonden, sommersprossigen Patienten verwandelt sich langsam in Neugier, als er nach der bunt bebilderten Broschüre in der Hand der jungen Frau greift. „Ritter Zahni“ steht auf der Titelseite in pastellfarbenen Blocklettern zu lesen. Darunter schäumt sich ein fröhlich grinsender Backenzahn, der seine Rüstung abgelegt hat, mit einer Zahnbürste ein. „Das ist ja toll Tim, oder?“ Seine Mutter blättert mit ihm gemeinsam die nächsten Seiten um. „Zahni“ erlebt in der mit originellen Zeichnungen illustrierten Geschichte verschiedene Abenteuer, so muss er sich gegen heimtückische, als Räuber maskierte Bakterien wehren oder freut sich, wenn seine beste Freundin, die Prophylaxehelferin Tina, seine Rüstung wieder zum Strahlen bringt. „Zahni, der weiße Ritter“ stammt aus der Feder eines Grafikers, der mit Susi befreundet ist. Als aus dem Neubaugebiet neben der Praxis immer mehr junge Familien mit Kindern den Patientenstamm bereicherten,*

*hatte Susi die Idee mit der Broschüre für die jüngsten Patienten. Kurz vorher hatte Dr. Sommer bereits eine Spielecke im Wartezimmer eingerichtet, in der sich seitdem die Mädchen und Jungen mit Bauklötzen, Puzzleteilchen oder Bilderbüchern vergnügen.*

*Susi lächelt zufrieden, als sie Tim beobachtet. Die Idee, eine Art Comicfigur für die kleinen Patienten zu schaffen, die kindgerecht wichtige Informationen zur Zahnpflege oder zu zahnmedizinischen Behandlungen vermittelt, hatte ihr vor ein paar Monaten ein Schlemmerwochenende für zwei in einem Hotel eingebracht. Dr. Sommer und Dr. Degen hatten parallel zur leistungsgerechten Entlohnung auch ein Vorschlagswesen eingeführt, das Verbesserungsvorschläge der Mitarbeiter direkt honoriert.*

*Einiges verändert hat sich auch für Gülay. Auf Anregung von Frau Redlich hatte sich der chaotische Vorratsraum zu einem schicken Prophylaxezimmer gemausert. Die junge Kollegin waltet seitdem in „ihrem kleinen Reich" eigenverantwortlich und selbstbewusst. Dazu hat letztendlich nicht nur die Tatsache beigetragen, dass sie in verschiedenen Fortbildungen ihre Prophylaxekenntnisse aufgefrischt und weiterentwickelt hat – dank der Sprachkurse kann sie nun eigenständig deutsche Patienten beraten – und gleichzeitig auch türkische Landsleute betreuen, die immer häufiger in der Praxis von Dr. Sommer anzutreffen sind. Die Kommunikation zwischen ihr und dem Zahnarzt, der inzwischen die Prophylaxe fest in sein Behandlungskonzept integriert hat und finanziell bereits davon profitiert, läuft reibungslos. Auch mit Susi arbeitet Gülay nun eng zusammen. Gemeinsam haben sie ein Recall-System für Prophylaxe-Patienten erarbeitet. Susi, die sich – seit sie an der Anmeldung arbeitet – auch um das elektronische Terminbuchmanagement kümmert, erinnert die Patienten an ihre Prophylaxe-Termine – ganz nach Wunsch, entweder per E-Mail, SMS oder persönlich am Telefon. Gülay kommt gerade mit der Beratungsmappe unter dem Arm und einer Patientin an ihrer Seite aus dem Prophylaxezimmer, als Susi darüber nachdenkt, wie sehr sich ihre einstmals so stille Kollegin verändert hat. „Ich weiß gar nicht, warum ich das nicht schon viel früher gemacht habe", hört sie eine rothaarige Mittfünfzigerin zu Gülay sagen. Sie schüttelt der Prophylaxehelferin so überschwänglich die Hand, dass sich Susi kurz Sorgen um deren körperliche Unversehrtheit macht. Gülay winkt kurz in Susis Richtung, nachdem sie ihre Patientin höflich an der Tür verabschiedet hat.*

*Natürlich ist noch lange nicht alles „eitel Sonnenschein". Der Umgang mit unfreundlichen oder gar aggressiven Patienten am Telefon fällt Susi immer noch nicht leicht. Auch wenn sie weiß, dass sich die meisten von ihnen nur so benehmen, weil sie Schmerzen haben. Aber im Gesprächstraining hat sie gelernt, Patienten, die schwierig im Umgang sind, bestimmten Kategorien zuzuordnen und mit viel Professionalität und Fingerspitzengefühl „den Wind aus den Segeln zu nehmen". Was sie in ihrem Training gelernt hat, funktioniert meistens und macht Susis Alltag leichter. Auch in anderer Hinsicht hat sich das Coaching als äußerst hilfreich erwiesen. Sie ist jetzt zum Beispiel in der Lage, Notfallpatienten am Telefon durch eine einfache Fragetechnik besser einschätzen zu können. Die junge Praxishelferin kann auf diese Weise die Schwere des Notfalls und den nötigen Zeitaufwand für diese Fälle bereits im Vorfeld der Behandlung in der elektronischen Terminplanung berücksichtigen und erspart dem Patienten und dem behandelnden Zahnarzt unnötige Wartezeiten oder Leerläufe in der Tagesplanung.*

*Susi ruft gerade den nächsten Patienten auf. Durch den Türspalt zum Behandlungszimmer beobachtet sie Gabi, die sorgfältig die Behandlungseinheit desinfiziert. Susi kann sich ein Schmunzeln nicht verkneifen, als sie sieht, wie konzentriert ihre Kollegin bei der Sache ist. Gabi war dem Projekt „leistungsgerechte Entlohnung" zunächst eher mit Skepsis begegnet. Dr. Sommer hatte bei ihr, was den neuen Arbeitsvertrag betrifft, die meiste Überzeugungsarbeit leisten müssen. Über den ersten Bonus freute sie sich aber besonders. Vor einem Monat hat Gabi im Rahmen des Vorschlagwesens sogar einen Gutschein für einen Volkshochschulkurs ihrer Wahl erhalten. Ihre Anregung, anstatt der herkömmlichen Desinfektionsmittel neue Produkte mit beruhigendem Duft zu benutzen, kam bei den Patienten besonders gut an. „Endlich eine Praxis ohne den typischen Zahnarztgeruch", hat gerade gestern wieder ein älterer Herr zu Susi gesagt.*

*Besonders erfreulich finden alle Mitarbeiter, dass Dr. Sommer seine Zusagen einhält und sich auch in stressigen Monaten Zeit für regelmäßige Mitarbeitergespräche nimmt. Auf Basis der Benotungsbögen für die leistungsgerechte Entlohnung überprüfen beide Seiten, ob die kurz- und langfristigen Ziele von den Zahnärzten und den Mitarbeitern erfüllt werden. Die größte Überraschung für das Team ist aber vermutlich Dr. Degen. Erst gestern hatte er Susi für ihr Engagement gelobt – auch weil er durch ihren souveränen Umgang mit dem elektronischen Terminplaner nahezu keine Leerläufe mehr zu verzeichnen hat, was auch seine Nerven schont. „Dass ich das noch erleben darf", denkt sie schmunzelnd. Für seine Verhältnisse ist Dr. Degen seit einigen Wochen ungewöhnlich gelassen, auch wenn es ihm nicht immer gelingt, seinen Hang zu doppelten Kontrollen ganz abzulegen. „Heute habe ich gesehen, wie er wieder ungläubig den Kopf geschüttelt hat, weil im Behandlungszimmer alles wie am Schnürchen gelaufen ist, obwohl wir drei Schmerzpatienten einschieben mussten", erzählt Gabi amüsiert in der Mittagspause. Susi wundert das nicht. Und auch sie geht inzwischen gelassener mit seinen „kleinen Macken" um. Irgendwann mussten die sichtbaren Verbesserungen auch ihn überzeugen. „Hoffentlich entwickelt sich weiter alles so gut", denkt sie und geht zurück an die Anmeldung.* ■

Das kommt Ihnen alles zu märchenhaft oder, besser gesagt, zu einfach vor? Ich kann Ihnen versichern: Das sieht nur auf den ersten

Blick so aus. Denn natürlich reicht es nicht aus, die Mitarbeiter ihren Neigungen entsprechend einzusetzen und schon reiten die Helden gemeinsam in den Sonnenuntergang. Aber dieser erste Schritt schafft die Voraussetzungen für ein „Happy End" – auch wenn natürlich noch jede Menge Hindernisse auf dem Weg zum optimalen Praxisteam beseitigt werden müssen. Dass zwei Helferinnen das Aufgabengebiet tauschen, kann kurzfristig entschieden werden. Damit ist es jedoch nicht getan: Die eigentliche Anstrengung beginnt erst jetzt und fordert einen langen Atem – von allen Beteiligten. Denn die Mitarbeiter könnten diese Maßnahme missverstehen und denken, wenn sie für einen Bereich verantwortlich sind, der eher ihren persönlichen Vorlieben entspricht, müssten sie sich weniger anstrengen. Das Gegenteil ist der Fall. Die Mitglieder eines Teams ihren Stärken gemäß einzusetzen, muss immer ein Ansporn zu noch besseren Leistungen sein und keine Einladung, sich auszuruhen. Erinnern Sie sich an den Grundsatz, den ich einige Kapitel zuvor in diesem Buch eingeführt habe? „Es ist besser, Stärken zu stärken, als zu versuchen, Schwächen auszubügeln." Jetzt sind wir an einem Punkt angekommen, an dem diese Maxime noch genauer definiert werden kann: „Optimal ist es, Stärken zu stärken und Schwächen zu schwächen." Jeder Mensch hat eigene Interessen, also Themengebiete, für die er oder sie besonders sensibilisiert ist. Gleichzeitig verspüren wir quasi eine Art „natürlichen Antrieb", uns mit diesen Themen näher zu beschäftigen, auch ohne dass eine zwingende Notwendigkeit dazu besteht. Gehirnforscher haben herausgefunden, dass diese Interessen jemanden auch unterschwellig dazu bewegen, Wissen und Fähigkeiten auf diesem Gebiet zu vertiefen. Das Gehirn stellt sich darauf ein und auch „ohne viel zu tun" hat man in diesem Bereich eine „Neigung".

! *Tiefer betrachtet ist also bereits die Tendenz, ein Interesse zu haben, die Grundform der Motivation!*

Inwieweit diese Neigung jedoch auch zu sehr guten Leistungen und damit zum Erfolg führt, ist eine Sache der inneren Einstellung.

## Mental beweglich bleiben

„Solche Dinge habe ich mir noch nie merken können. Ich bin eher praktisch veranlagt." Wie oft habe ich mir diesen Satz in meinem beruflichen Alltag als Zahnarztberater schon anhören müssen. Tatsache ist: Die Menschen mögen unterschiedlich ausgeprägte Fähigkeiten haben, wenn es aber um Notwendigkeiten geht, die einfach ein gewisses Maß an Disziplin erfordern, kann es den Praxischef teuer zu stehen kommen, solche Aussagen kritiklos zu akzeptieren. Als Beispiel seien nur gesetzliche Vorschriften zur Hygiene oder Dokumentationspflichten genannt. Jeder Mitarbeiter in Ihrer Praxis muss Willens und bereit sein, innerhalb seines Verantwortungsbereichs auch die Aufgaben, die ihm nicht so leicht von der Hand gehen, sorgfältig zu erfüllen. Im Idealfall befassen sich alle in einem Team mit den Themen, für die sie sich jeweils am meisten interessieren und sind damit auch entsprechend motiviert. Doch jeder Berufstätige weiß auch: Selbst wer das Glück hat, in seinem „Traumberuf" zu arbeiten, ist täglich mit Aufgaben betraut, die eher Pflicht als Vergnügen sind. Nehmen wir als Beispiel einen introvertierten Kreativen, dem es aber zuwider ist, sich selbst zu vermarkten. Am Ende wird er nur erfolgreich sein, wenn er auch auf diesem Gebiet über sich selbst hinauswächst und durch Übung oder bestimmte Rhetorik-Seminare lernt, nach „außen" zu gehen. Diese Bereitschaft, durch Einsatz und harte Arbeit die eigene Leistung zu steigern, setzt ein sogenanntes „flexibles Selbstbild" voraus. Das gilt übrigens auch für die Protagonisten in unserer Geschichte. Die kommunikative Susi hat ihren Platz mit der zupackenden und stressresistenten Gabi getauscht. Während Erstere nun die Patienten an der Anmeldung betreut, kann Gabi ihre Qualitäten im Behandlungsraum einbringen. Beide sind nun für einen Aufgabenbereich zuständig, der ihren Neigungen entspricht und sind dementsprechend motiviert. So weit, so gut. Aber wie wir vorher schon erfahren haben, ist Gabi nicht gerade die Zuverlässigste, wenn es um wiederkehrende Pflichten geht. Zumindest musste Dr. Degen sie häufig kontrollieren, wenn es um die Weitergabe wichtiger Daten an das Labor ging. Zu ihren neuen Aufgaben rund um die Assistenz am Behandlungsstuhl gehört es auch, alle Arbeitsflächen, Instrumente und die Behandlungseinheit sorgfältig zu desinfizieren. Hätte Gabi kein flexibles, sondern ein sogenanntes „statisches Selbstbild" würde sie gar nicht erst versuchen, ihren Hang zu Nachlässigkeiten abzustellen. Sie würde sich sagen, dass ihre Begabungen eher im praktischen Bereich liegen und die Neigung, Aufgaben zu vergessen, quasi in ihrer genetischen Programmierung festgeschrieben sind. Für Menschen mit einem solchen Selbstbild macht es deshalb auch keinen Sinn, gegen diese angeblichen Veranlagungen anzukämpfen. Gabi aber hat ein flexibles Bild von sich und deshalb auch hart an sich gearbeitet, um ihre Pflichten bei der Praxishygiene täglich verantwortungsvoll und zuverlässig anzugehen. Dass sie nun im Behandlungsraum hauptsächlich Aufgaben erfüllen darf, die ihr „liegen", ist sicher hilfreich – genau wie das Anreizsystem der leistungsgerechten Entlohnung. Das Gleiche gilt für Susi, die sich in den elektronischen Terminplaner eingearbeitet hat, obwohl der Umgang mit solchen modernen Hilfsmitteln auch nicht gerade zu ihren Kernkompetenzen gehört.

## Ohne Fleiß kein Preis

„Übung macht den Meister" und ähnliche Kalendersprüche hat wohl jeder von uns schon einmal gehört. Auch wenn wir alle Großmütter, Klavierlehrer oder Fußballtrainer dieser Welt dafür auf den Mond schießen möchten – der Wahrheitsgehalt dieser Durchhalteparolen ist nicht von der Hand zu weisen. Bereits in den 90er Jahren hat der schwedische Psychologe Anders Ericsson zusammen mit zwei Kollegen Musiker der Berliner Hochschule der Künste in ein Experiment mit einbezogen[5]. Ziel seiner Untersuchung war die Erforschung der Ursachen für herausragende Leistungen. Zu diesem Zweck teilten Professoren die Studenten in drei Gruppen ein, wobei sowohl deren subjektive Meinung als auch objektive Faktoren, wie der Erfolg bei Wettbewerben, ausschlaggebend waren. Die erste Gruppe galt als vielversprechend. Ihr wurden Studenten zugeteilt, denen die Professoren eine Karriere als Solist zutrauten. Die zweite Gruppe bestand aus Studenten, denen man zumindest eine Karriere als Musiker in den besten Orchestern der Welt zutraute, während die dritte Gruppe wohl hauptsächlich zukünftige Musiklehrer hervorbringen würde. Die Wissenschaftler interviewten alle Teilnehmer akribisch und kamen zunächst zu dem überraschenden Ergebnis, dass die Studenten in allen drei Gruppen sehr ähnliche Lebensläufe hatten. Das heißt, alle hatten etwa im gleichen Alter mit dem Geigenspiel begonnen, die durchschnittliche Anzahl ihrer Musiklehrer glich sich ebenso wie die Anzahl der Instrumente, die sie neben der Geige spielten. Einzig in einem Punkt unterschied sich die Spitzengruppe von den beiden anderen. Die besten Violonisten aus der ersten Gruppe hatten bereits im Alter von 20 Jahren rund 10.000 Übungsstunden hinter sich.

Wenn sie sich jetzt fragen, was das alles mit Ihrem Praxisteam zu tun hat, müssen Sie den Bogen nicht so weit spannen, wie Sie vielleicht denken. Natürlich streben Ihre Mitarbeiter keine Karriere als Sologeiger an. Aber die Quintessenz des ständigen Übens ist für den Musiker und Ihre Prophylaxehelferin nicht signifikant unterschiedlich. Beide brauchen viele Übungsstunden, um zu erreichen, dass bestimmte Abläufe in Fleisch und Blut übergehen und dass sich ihre „Technik“ stetig verbessert. Dabei stoßen sie weitgehend auf ähnliche Hindernisse, die sie vom „Üben“ abhalten: Ablenkung,

---

[5] Anders Ericsson K./Krampe R. T./Tesch-Rromer C.: „The Role of Deliberate Practice in the Acquisitation of Expert Performance“, Psychological Review 100, Nr. 3; S. 363 ff, 1993.

andere Interessen, Rückschläge und nicht selten auch Selbstzweifel. Die Liste ist lang. Aber Sie werden auch schon festgestellt haben, dass Ihre besten Mitarbeiter zwar mehrfach gescheitert sind, diese Fehlschläge aber immer als Chance gesehen haben, sich weiter zu verbessern anstatt aufzugeben. Darin unterscheidet sich eben ein Angestellter mit flexiblem Selbstbild von einem ebensolchen mit statischem Selbstbild, der sein Scheitern entweder seinen limitierten Fähigkeiten zuschreibt oder sich für so begabt hält, dass er keine Verbesserung mehr nötig hat. Welche Art Mitarbeiter mehr zum Erfolg Ihrer Praxis beitragen wird, ist wohl leicht zu beantworten.

## Flexible Selbstbilder fördern

! *Maßgeblich für die Umsetzung Ihrer Praxisziele sind also Mitarbeiter, die möglichst ihren Neigungen gemäß eingesetzt werden, aber ein flexibles Selbstbild haben.*

Ihre Aufgabe als Chef ist es nun, dieses flexible Selbstbild möglichst effektiv zu fördern. Denn jede gezielte Anstrengung Ihres Helfers oder Ihrer Helferin setzt auch eine gewisse Freiwilligkeit voraus. Was er oder sie tut, muss Ihnen selbst wichtig sein. Im Fachjargon wird das als „innere Motivation" bezeichnet, die oft fehlt, wenn beispielsweise Kinder zu früh mit musikalischem Unterricht oder sportlichem Training beginnen, oder wenn sie die Eltern zu sehr drängen. Deshalb kann es sehr hilfreich sein, den Mitarbeiter mittels leistungsgerechter Entlohnung dabei zu helfen, sich mit der Praxis zu identifizieren. Das Ergebnis: Sie machen Ihre Ziele zu ihren eigenen und sind deshalb auch daran interessiert, sich kontinuierlich zu verbessern, um diese zu erreichen.

Das flexible Selbstbild ist jedoch keinesfalls auch ein Selbstläufer. Um die Bereitschaft eines Mitarbeiters, sich weiterzuentwickeln, dauerhaft aufrecht zu erhalten, bedarf es einer Kombination von Ansporn und Lob – und zwar immer wieder aufs Neue.

Auch hier ist die Wissenschaft bereits zu aussagekräftigen Ergebnissen gelangt. Schon Ende der 70er Jahre startete die bekannte Psychologin Carol Dweck ein Forschungsprojekt mit 330 Fünft- und Sechstklässlern[6]. Mittels eines ausgefeilten Fragebogens ermittelte sie, ob die Kinder über ein statisches oder ein flexibles Selbstbild verfügen. Danach sollten die zwei unterschiedlichen Gruppen eine Reihe von Aufgaben lösen, von denen die ersten acht einfach und die folgenden vier sehr schwer zu lösen waren. Während sich die Kinder den Aufgaben widmeten, kristallisierte sich eines heraus: Die Schülergruppe mit dem statischen Selbstbild gab schnell auf, als der Schwierigkeitsgrad der Prüfung anstieg. Obwohl sie die vorangegangenen Aufgaben genauso schnell lösten wie die zweite Gruppe, verloren sie bei den schwierigen Fragen nach kurzer Zeit ihr Selbstvertrauen, weil sie ihre Fähigkeiten herabsetzten und ihrer Intelligenz die Schuld an dem Misserfolg gaben. Die Gruppe mit flexiblem Selbstbild hingegen war in der Lage, die Lösungsstrategien auch auf die schwierigen Probleme anzuwenden. 80 Prozent dieser Schüler lösten die Aufgaben. Ihr flexibles Selbstbild impliziert die Überzeugung, dass die Grenzen ihrer Intelligenz durch Anstrengung verschoben werden können, deshalb hat sich der Großteil der Kinder auch bei den komplexen Problemen „durchgebissen". Das gilt ebenso für Ihr Praxisteam. Mitarbeiter, die an den Erfolg harter Arbeit glauben, werden sich von eventuellen Misserfolgen nicht abschrecken lassen, weiter an sich zu arbeiten und Aufgaben zu bewältigen, die ihre momentanen Fähigkeiten übersteigen.

---

6 Dweck C. S.: Self-Theories: Their Role in Motivation, Personality and Development, Taylor and Francis/Psychology Press, Philadelphia 2000.

## Die richtige Sorte Zuckerbrot

Wie ich oben schon festgestellt habe, benötigen auch Mitarbeiter mit flexiblem Selbstbild dauerhaften Ansporn. Dass ein Lob sehr motivierend wirken kann, ist vermutlich keine Neuigkeit für Sie. Aber wie loben Sie richtig und effektiv?

Um diese Frage zu beantworten, kehre ich noch einmal zu den Forschungsarbeiten von Carol Dweck zurück[7]. Ziemlich genau 20 Jahre nach ihrer ersten Studie experimentierte sie erneut mit Fünftklässlern. Diesmal wollte sie herausfinden, inwieweit sich statisches und flexibles Selbstbild in der Reaktion auf Lob auswirken. Sie legte 400 Schülern eine Reihe mit einfachen Aufgaben vor und bedachte beim Verteilen der Ergebnisse jeden mit einem kleinen Lob. Der springende Punkt lag aber im Gegenstand der Anerkennung. Eine Gruppe lobte die Psychologin für ihre Klugheit, die andere für Einsatz und Anstrengung – mit einem erstaunlichen Ergebnis. Im nächsten Schritt des Experiments hatten die Schüler die Auswahl zwischen leichten und schweren Aufgaben. Fast zwei Drittel der Gruppe, die für ihre Klugheit gelobt wurde, wählte die leichteren Fragen, weil sie ihren Status „als besonders klug zu gelten" nicht mit einem Misserfolg gefährden wollten. Fast 90 Prozent der Gegengruppe entschieden sich hingegen für die schwereren Aufgaben. Ihnen war nicht nur der Erfolg wichtig. Sie wollten beweisen, wie hart sie arbeiten konnten und nahmen die Herausforderungen an.

---

7 Dweck C. S.: Mindset: The New Psychology of Success, New York 2006.

## „Richtig Loben“

***Loben, aber richtig!***

- **Produktiv: flexible Selbstbilder fördern.**
  - „Durch den Kurs, den Sie belegt haben, haben Sie sich schon deutlich verbessert Gülay. Weiter so!"
  - „Ich weiß Ihren Einsatz hier sehr zu schätzen, Gabi. Schön, dass ich mich darauf verlassen kann, dass hier alles gründlich desinfiziert ist."
  - „Susi, Ihre Terminplanung ist so effektiv, dass ich kaum noch Leerläufe habe. Würden Sie sich einen Intensivkurs zu diesem Thema zutrauen?"
- **Unproduktiv: statische Selbstbilder fördern.**
  - „Gülay, Sie haben so eine ruhige Hand. Sie sind wie geschaffen für die Prophylaxe."
  - „Dank Ihres unverwüstlichen Nervenkostüms sind Sie am Behandlungsstuhl unersetzlich, Gabi."
  - „Mit Ihrem Charme wickeln Sie die Patienten um den Finger, Susi."

Was bedeutet das für Ihre Praxis und Ihr Personal? Im Prinzip genau das Gleiche. Strategisch Loben bedeutet flexible Selbstbilder fördern. Nehmen wir als Beispiel wieder die Protagonisten in unserer Geschichte. Susi hat sich, seitdem sie mit Gabi den Aufgabenbereich gewechselt hat, gut weiterentwickelt und kann sich deshalb sogar über ein Lob von Dr. Degen freuen. Und als ob er die Arbeiten von Frau Dweck gelesen hätte, lobt er richtig. Er hätte Susi auch seine Anerkennung über ihr „glückliches Händchen" mit Patienten aussprechen können. Stattdessen lobt er sie, weil sie die Zähne zusammengebissen hat und sich auch in den elektronischen Terminplaner eingearbeitet hat. Er bewertet also ihren Einsatz und nicht ihre Veranlagung. Ähnlich ist das auch bei Gabi vorstellbar. Würde beispielsweise Dr. Sommer ein Lob aussprechen, so würde sich dieses sicher nicht auf das gute Nervenkostüm seiner Helferin beziehen, sondern auf die Sorgfalt, mit der sie ihre Plichten im Hygienebereich angeht. Auf diese Weise kommunizieren Sie, dass sie die dauerhafte Anstrengung Ihrer Mitarbeiter zu schätzen wissen, nehmen ihnen die Angst Fehler zu machen und steigern so ihre Leistungen.

Richtiges Loben ist also grundsätzlich förderlich. Allerdings gibt es auch verschiedene Konstellationen, die eigene Regeln erfordern, wenn die gut gemeinte Anerkennung nicht „nach hinten losgehen" soll. Stellen Sie sich zum Beispiel vor, Sie haben eine neue Mitarbeiterin, mit der Sie sehr zufrieden sind. Sie haben gerade eine Minute Zeit und sehen besagte Helferin gerade an der Anmeldung vorbeilaufen. Sie begrüßen sie überschwänglich und verleihen Ihrer Freude darüber, wie schnell sie sich in ihren Aufgabenbereich eingearbeitet hat, wort- und gestenreich Ausdruck. Sie haben also eine Mitarbeiterin für ihren Einsatz und ihren Fleiß gelobt und somit alles richtig gemacht, oder? Leider waren an der Anmeldung auch Ihre zwei „etablierten" Helferinnen zugegen, die die Szene mit verschränkten Armen beobachtet haben. Wenn diese Damen Ihnen in den nächsten Tagen etwas unkooperativ und schmallippig vorkommen, darf Sie das nicht wundern. Für die beiden wirkt das Lob für die „Neue" wie eine Ohrfeige. Schließlich bemühen sie sich schon seit Jahren, ihre Aufgaben fehlerfrei und sorgfältig zu erfüllen und der neuen Kollegin schmiert der Chef nach wenigen Tagen Honig ums Maul. So jedenfalls kommt das bei Ihren Mitarbeiterinnen an. Als Faustregel gilt deshalb: Ein Einzellob gegenüber Einzelnen im stillen Kämmerlein aussprechen. Ein Lob, das die Teamleistung betrifft, gegenüber dem ganzen Team. So motivieren Sie Ihre Mitarbeiter und schonen Ihre Nerven.

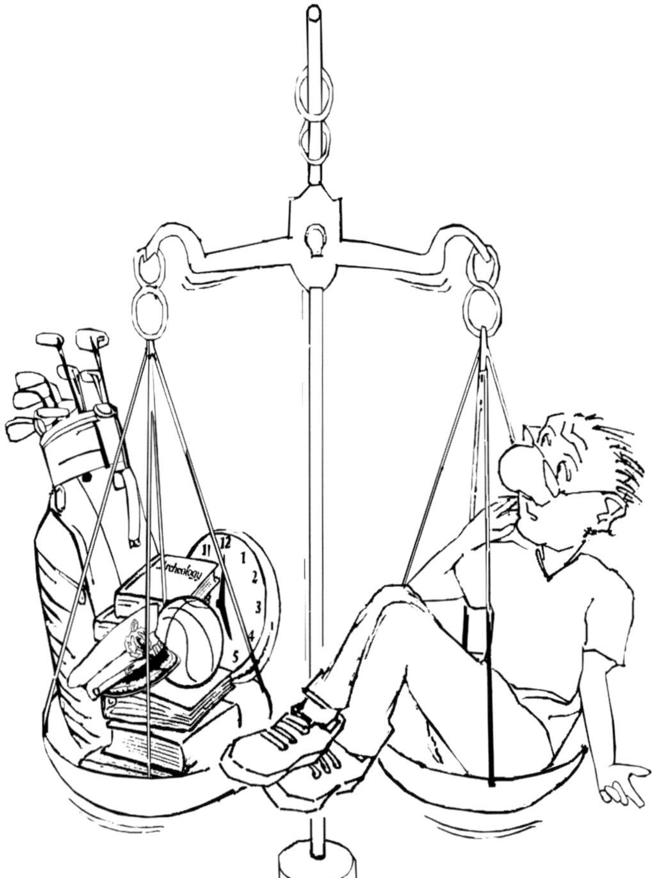

# „Arbeiten, um zu leben, nicht leben, um zu arbeiten“ – Zeitmanagement und Work-Life-Balance

# 11

„Wer nicht Maß halten kann, verliert das Gleichgewicht und fällt.“
*(Luise, Königin und Prinzessin von Mecklenburg-Strelitz)*

*„Finger weg, Du Krümelmonster!" Susi stößt sich vor Schreck fast den Kopf an der Kühlschranktür, als die gespielt strenge Stimme hinter ihrem Rücken ertönt. Gabi lehnt im Türrahmen und amüsiert sich köstlich über den verträumten Blick ihrer blonden Kollegin. Wie gebannt fixiert sie die karamellfarbene Buttercremetorte im Eisschrank. „Denk noch nicht einmal daran!", stellt Gabi deshalb mit Nachdruck klar. Susi zieht eine Schnute und verschränkt die Arme. „Haselnusscreme, seine Lieblingssorte", fügt Gabi süffisant hinzu. „Jetzt schau nicht wie ein Huhn, dem man das letzte Korn geklaut hat. In ein paar Stunden ist die Abschiedsfeier von Dr. Degen und Du bekommst Dein Stück." Die Blondine dreht sich entschlossen um: „Ich brauche mein Stück aber jetzt. Mein Hirn schreit nach Zucker. Außerdem finde ich, dass der alte Brummbär mich die letzten Jahre so strapaziert hat, dass er mir einen Torten-Vorschuss schuldet." Gabi nimmt sie versöhnlich in den Arm: „Problembär Dr. Degen hat sich doch in den letzten Monaten so entwickelt, dass Anlass zur Hoffnung besteht."*

*„Da muss ich Dir ausnahmsweise Recht geben", gibt Susi zu. „Ich hätte nicht gedacht, dass ich das einmal sagen würde, aber jetzt finde ich es fast schade, dass heute sein letzter Tag hier ist." Susis Blick wandert gedankenverloren zurück zur Haselnusscremetorte. „Dr. Degen wird sich sicher freuen, wenn Sie ihm das nachher persönlich sagen", hören die beiden plötzlich Dr. Sommer sagen, der sich aus der Küche einen Kaffee mit in sein Büro nehmen will. Susi errötet und Gabi grinst verlegen. „Ja, meine Damen. Ein Lob motiviert. Das gilt nicht nur für das Personal, sondern auch für den Chef." Er zwinkert den beiden Helferinnen zu und setzt seinen Weg fort.*

*Am Schreibtisch denkt er an seinen ersten Tag zurück. Fast ein Jahr ist es her, dass er die Stufen zur Eingangstür der Praxis zum ersten Mal erklommen hatte – ein Anfänger mit großen Plänen. Dass der Unterschied zwischen einer Idee und der Umsetzung in die Praxis so groß ist wie die Geduld oder Flexibilität des Zahnarztes, hatte er frühzeitig lernen müssen. Schließlich hatte ihn niemand auf seine Aufgaben als Unternehmer im weißen Kittel vorbereitet. Als er von einem Tag auf den anderen plötzlich Chef sein sollte, war er froh, dass er auf die Erfahrungswerte von Dr. Degen zurückgreifen konnte, auch wenn die beiden Zahnärzte gerade anfangs selten einer Meinung waren. Das Klopfen an der Bürotür holt ihn aus seinen Gedanken zurück. „So nachdenklich, junger Kollege?" Dr. Degen geht mit drei Schritten auf den Schreibtisch zu und rückt sich den Besucherstuhl zurecht. „Ja, ich musste nur gerade an meinen ersten Tag hier denken – und daran, dass ich mir das damals alles viel einfacher vorgestellt hatte", antwortet Dr. Sommer. „Falls Sie es sich mit der Praxis noch einmal anders überlegen möchten, jetzt ist es zu spät", scherzt sein älterer Kollege. „Nein, nein, ich bereue nichts", beteuert der Jüngere mit fester Stimme. „Und außerdem: Sind nicht Sie derjenige, der heute nachdenklich sein müsste? Heute ist immerhin der letzte Tag Ihres aktiven Berufslebens." Dr. Degen grinst entspannt: „Deshalb bin ich auch hier. Ich wollte mich in Ruhe von Ihnen verabschieden. Wenn nachher bei meinem Ausstand Susi, Gabi und Gülay wieder den Weltrekord im Reden ohne Luftholen brechen, ist ein vernünftiges Gespräch unter Männern nicht mehr möglich." „Genau das wird Ihnen am Ende aber fehlen, da bin ich sicher", erwidert Dr. Sommer fröhlich. „Wir werden sehen. Gehen Sie aber ruhig davon aus, dass mir der Ruhestand so schnell nicht langweilig wird. Wie Sie schon sagten: Heute ist zwar der letzte Tag meines aktiven Berufslebens. Das heißt aber nicht, dass nicht jede Menge andere Aktivitäten auf mich warten." Dr. Degen beugt sich leicht nach vorne und lächelt verschmitzt: „Genau genommen habe ich das sogar Ihnen zu verdanken." „Jetzt bin ich aber gespannt", sagt sein Gegenüber und lehnt sich im Bürosessel zurück. „Es ist eigentlich ganz einfach: Nachdem Sie es geschafft haben, das Personal davon zu überzeugen, dass der Erfolg der Praxis auch der Erfolg des Teams ist, konnte ich den ersten richtigen Urlaub seit acht Jahren machen. Weil ich zum ersten Mal seit Langem das Gefühl hatte, dass nicht gleich alles den Bach runter geht, wenn ich mal eine Woche nicht da bin." „Ja, nicht wahr? Es ist gar nicht so einfach, Kontrolle abzugeben", stellt Dr. Sommer fest. „Aber es fällt immer leichter, je mehr das Vertrauen wächst und man sicher sein kann, dass das Tagesgeschäft gut läuft. Dann ist der Urlaub auch wirklich erholsam. Und das Beste daran war: Ich konnte endlich den Golfkurs machen, der schon ewig auf meiner Wunschliste stand. Genau wie andere Dinge. Als Nächstes werde ich meinen Segelschein in Angriff nehmen!", erzählt Dr. Degen enthusiastisch. „Aber nicht, dass Sie es übertreiben!", bemerkt sein Kollege gespielt streng. „Keine Angst. Mein Hausarzt hat mir grünes Licht für sämtliche Fun-Sportarten gegeben. Dank Stressreduktion habe ich wieder den Blutdruck eines Zwanzigjährigen, aber die Zeitressourcen eines Ruheständlers. Ich habe also noch viel vor."*

*„Das freut mich", wirft Dr. Sommer ein. „Was sagt eigentlich Ihre Frau dazu, dass sie ihren Ehemann jetzt öfter um sich hat, als*

*ihr vielleicht lieb ist?" Dem Angesprochenen huscht ein Lächeln über das Gesicht: „Meine Frau lässt Sie herzlich grüßen. Denn auf diesen Zustand konnte sie sich schon die letzten Monate vorbereiten. Da ich wegen der guten Leistungen der Mitarbeiter Arbeit delegieren konnte, hatte sie die Chance, ihren Gatten auch ab und an bei Tageslicht zu sehen." Dr. Sommer entgegnet keck: „Sie hat Sie offensichtlich trotzdem wieder erkannt. Das spricht für Sie." „Da liegen Sie gar nicht so falsch", stellt der Praxisgründer fest. „Ich bin in den letzten zwei Jahren so oft erst bei Nacht und Nebel von der Praxis nach Hause gekommen, dass mich die Nachbarn schon für einen geheimnisvollen Liebhaber gehalten haben." „Dann verhalten Sie sich doch einfach auch weiterhin wie ein Liebhaber und erfüllen ihrer Frau ein paar Wünsche. Einen Ehepartner muss man genauso pflegen wie einen A-Mitarbeiter", rät ihm sein Kollege. „Das werde ich. In vier Wochen holen wir eine Reise nach Prag nach, die wir immer wieder aufgeschoben haben", verrät er, während er sich erhebt und ein letztes Mal seinen weißen Kittel zurechtrückt. „Und jetzt werde ich Ihre Zeit nicht länger in Anspruch nehmen." Er schaut Dr. Sommer lange an, bevor er sagt: „ Eines sollten Sie noch wissen. Ich bin froh, dass Sie damals nicht locker gelassen haben und darauf bestanden haben, dass wir Ihre neuen Ideen einführen." Der junge Zahnarzt kratzt sich verlegen hinter dem Ohr: „Auch Sie sollten etwas wissen: Ich bin froh, dass Sie nicht sofort zu allem Ja und Amen gesagt haben. Auf diese Weise war ich gezwungen, meine Ideen täglich neu zu überdenken und zu verbessern." Er schüttelt Dr. Degen die Hand. Dieser nickt leicht und geht Richtung Tür. „Ich sehe Sie nachher auf meiner Abschiedsfeier", ruft er auf dem Weg zum Flur.* ■

Der letzte Tag im aktiven Arbeitsleben – sicher haben Sie auch schon einmal darüber nachgedacht, was Sie tun möchten, wenn Tag eins Ihres Daseins als Ruheständler beginnt: Endlich reisen, Sprachen lernen, Zeit mit der Familie verbringen, die eigene Werkstatt einrichten, einfach auf der Terrasse dösen oder vielleicht doch das Segelboot restaurieren? Die Möglichkeiten sind vielfältig, doch eine Sache übersehen die meisten, die sich ihre Wünsche erst als Rentner erfüllen möchten. Abrupt von 100 auf 0 herunterzufahren tut selten gut – weder Maschinen noch Menschen. Wie oft hören wir von Bekannten, Freunden oder ehemaligen Kollegen, die kaum, dass sie in den wohlverdienten Ruhestand eingetreten sind, schwer erkranken – jetzt, da sie endlich Zeit für sich hätten. Und genau hier liegt der Hase im Pfeffer: Zahnärzte neigen im stressigen Alltag nicht nur dazu, die Bedürfnisse Ihrer Mitarbeiter zu vergessen, sie gehen auch mit sich selbst nicht besonders pfleglich um. Wer aber nicht auf sich achtet, bekommt irgendwann die Quittung und wird vom Arzt zum Patient.

## Innehalten bevor es zu spät ist

Work-Life-Balance lautet der neudeutsche Begriff für ein ausgeglichenes Verhältnis zwischen Arbeit und Privatleben. Für den Zahnarzt bedeutet das, er muss seine Beziehungen zu Mitarbeitern, Patienten und Familie möglichst harmonisch gestalten, um Zeit für einen Ausgleich zum Beruf zu schaffen. Und diese Zeit ist bitter nötig.

Für die Arbeit am Stuhl benötigt der Zahnarzt im wörtlichen Sinne „Rückgrat". Gravierende Wirbelsäulenschäden, hervorgerufen durch die einseitige Körperhaltung bei der Patientenbehandlung, gehören zu den häufigsten Gründen, warum Zahnärzte ihren Beruf aufgeben müssen.

Immer häufiger werden auch seelische Erkrankungen registriert. Permanente Überforderung führt zu den Symptomen des Burnout-Syndroms mit der bekannten Trias aus emotionaler Erschöpfung, Depersonalisation und Leistungseinbrüchen, was ein normales Arbeiten unmöglich macht. Das einstmals als typische „Managerkrankheit" wahrgenommene Burnout-Syndrom ist inzwischen gerade in den Heilberufen weit verbreitet. Zahnärzte sind keine Ausnahme, aber gerade in dieser Branche ist das Thema ein Tabu. Betroffene verschanzen sich regelrecht hinter einer Wand aus Schweigen und Schamgefühl. Müssten sie doch eigentlich für ihre Patienten da sein und nicht selbst medizinische Hilfe in Anspruch nehmen.

## Oasen schaffen durch Zeitmanagement

Körperlichen und seelischen Schäden vorzubeugen kostet Zeit, die sich der Mediziner schaffen und nehmen muss. Möglicherweise denken Sie jetzt: „Für Zeitmanagement habe ich keine Zeit", aber auch hier existieren unkomplizierte und effektive Methoden. Zum Beispiel die vielzitierte „Alpen Methode" für eine realistische Tagesplanung. Die Methode ist leicht zu verinnerlichen, so dass es nach etwas Übung meist nur noch notwendig ist, die großen/wichtigen Tätigkeiten aufzuschreiben.

! *ALPEN-Methode heißt:*

*Aktivitäten und Aufgaben notieren.*

*Länge, also Zeitdauer, abschätzen.*

*Pufferzeit reservieren (typischerweise 40 Prozent für Unvorhergesehenes).*

*Entscheidungen über Weglassen, Prioritäten etc. treffen.*

*Nachkontrolle und Unerledigtes auf nächsten Tag übertragen.*

Wichtig ist es hierbei, alle anfallenden Tagesaufgaben schriftlich zu notieren, zusammen mit dem erforderlichen Zeitbedarf und den Pufferzeiten. Erst dann werden Prioritäten gesetzt. Die Entscheidung über diese Prioritäten macht den Erfolg des Zeitplans aus. Wir alle neigen dazu, ungeliebte Aufgaben zu Gunsten von Tätigkeiten zu streichen, die wir gerne erledigen. Doch genau dies gilt es zu vermeiden. Bei der Nachkontrolle sollten Sie also darauf achten, ob Sie in alte Verhaltensmuster zurückfallen. Ebenso empfiehlt es sich, kleinere Ersatzaufgaben festzulegen, falls man sehr gut im Plan ist.

> ! *Faustregel: Zeitmanagement darf nicht mehr Zeit kosten als die dadurch geschaffenen Zeitressourcen. Planen Sie deshalb nicht genauer als notwendig. Versuchen Sie, Zeitplanung einfach zu halten. Simple Regeln sind dafür bestens geeignet.*

Ebenfalls bewährt hat sich die sogenannte „Stille Stunde" – oder zumindest eine „halbe stille Stunde" am Tag. Haben Sie schon einmal darüber nachgedacht, wann Sie wirklich ungestört sind? Während das Telefon klingelt oder Ihre Helferin ständig Fragen hat, sind Sie das jedenfalls nicht. Sie wissen am besten, um welche Uhrzeit Sie am leistungsfähigsten sind. Reservieren Sie sich diese Stunde und planen Sie Ihr Personal oder Ihre Kollegen so ein, dass Sie tatsächlich nicht gestört werden. Die „Stille" ist hier wörtlich zu verstehen. Das heißt, dass sowohl Telefonanrufe als auch alle anderen Beeinträchtigungen abgeblockt werden. Diese Stunde ist kostbar. Nutzen Sie die 60 Minuten für wirklich wichtige Aufgaben, die Ihre volle Konzentration erfordern. Widerstehen Sie der Versuchung, die Zeit zu vertrödeln oder für „Lieblingsaufgaben" zu verschwenden.

**„Tipps":**

- Tagesplan am Vortag erledigen.
- Pufferzeiten einplanen.
- „Stille halbe Stunde" festlegen.
- Positive Einstellung und Harmonie erzeugen.
- Kollegen beim Zeitmanagement beteiligen.

## Ballast abwerfen durch geteilte Verantwortung

Dr. Degen hat jahrelang versucht, möglichst alle Aufgaben und Vorgänge in seiner Praxis zu kontrollieren – und dabei fast seine Gesundheit ruiniert. Die ständigen Kontrollen haben ihn wertvolle Zeit gekostet und darüber hinaus nicht zum gewünschten Effekt geführt, was die Qualität der Arbeit seiner Mitarbeiter betrifft. Susi fühlte sich durch die ständigen Kontrollen gegängelt und resignierte schließlich, weil sie annahm, es ihrem Chef ohnehin nicht recht machen zu können. Gabi hingegen hatte sich so an die Kontrollen gewöhnt, dass sie eigene Überprüfungen ihrer Arbeit völlig eingestellt hatte. Dabei gibt es ein Zauberwort, das es jedem ermöglicht, sein Arbeitspensum in der vorgesehenen Zeit zu erledigen und so Freiräume für einen Ausgleich zum beruflichen Alltagsstress schafft. Es heißt „delegieren".

Dr. Degen hat sich langsam daran gewöhnt, Aufgaben zu delegieren. Erstmals setzte er Vertrauen in seine Mitarbeiter, denen er jetzt auch etwas zutraute. Das Ergebnis: Entlastung für ihn und zufriedenes Personal, das sich ernst genommen fühlt.

Doch beim Delegieren kann der Zahnarzt auch Fehler machen. Hier ein Beispiel: Ein Zahnarzt trennte sich von seinem Partner und vergrößerte gleichzeitig seine Praxis. Um Doppelarbeit zu vermeiden und die Arbeitsabläufe schlank zu gestalten, stellte er erstmals eine Praxismanagerin mit umfangreicher Berufserfahrung ein. Er ließ ihr bei der Organisation völlig freie Hand, benannte aber nicht seine Ziele, da er diese bisher für die Praxis und für sich selbst noch nicht definiert hatte.

Es existierte auch keine schriftliche Fixierung der Kompetenzen bzw. keine Arbeitsplatzbeschreibung, weil „das bisher nicht nötig war".

Nach sechs Monaten war der Zahnarzt mit der Entwicklung unzufrieden, denn er fühlte sich „völlig aus dem Boot genommen". Zwar lief das Tagesgeschäft zufriedenstellend, aber er selbst wollte auch wissen, was eigentlich abläuft.

Die Folge: Der Zahnarzt wurde zum „Mikromanager". Er kümmerte sich sogar um die Arbeitsleistung der Reinigungskräfte, baute eine andere Mitarbeiterin als „Kontroll-Praxismanagerin" auf und spielte mit dem Gedanken, seine Schwester, die halbtags in einem anderen Beruf arbeitete, als Verwaltungsangestellte – und „unabhängiges Kontrollorgan" – zu beschäftigen.

Sie glauben nicht, dass so etwas möglich ist? Ist es! Aber wie delegiert man richtig? An dieser Stelle komme ich wieder auf Grundsätze zurück, die in diesem Buch auch an anderer Stelle eine Rolle spielten. Erstens: Kommunikation ist alles. Zweitens: Klare Ansagen verhüten Enttäuschungen und Missverständnisse. Diese beiden Aussagen sollten Sie im Hinterkopf behalten, wenn Sie Aufgaben an bestimmte Mitarbeiter delegieren möchten.

## Was Tom Sawyer schon wusste

Zunächst aber müssen Sie sich darüber im Klaren sein, welche Arbeiten Sie an Ihr Personal übertragen wollen und wie genau Sie sich das vorstellen. Auch hierbei kann wieder einiges schief gehen:

- Der Zahnarzt hält an Aufgaben fest, die er gerne tut, die aber auch von der PM und/oder den Mitarbeitern erledigt werden könnten.
- Die Teammitglieder haben keine Aufgabenbeschreibungen bzw. wissen nicht genau, welche Anforderungen mit ihren Aufgaben verbunden sind.
- Die Mitarbeiter erhalten nicht die Kompetenzen, die für die vollständige und umfangreiche Erfüllung ihrer Aufgaben notwendig sind.
- Die Mitarbeiter sind nicht nach ihren Stärken eingesetzt.

Wer seine Absicht, Aufgaben zu delegieren auch vernünftig kommunizieren möchte, sollte im Bücherschrank einen Blick in die Ecke mit der Jugendliteratur riskieren. Denn Mark Twains Romanheld zeigt uns den richtigen Weg: Tom Sawyer sollte den Zaun seiner Tante streichen, hatte dazu aber keine Lust. Dennoch begann er, die Arbeit ordentlich und sorgfältig auszuführen. Dabei beobachteten ihn seine Freunde und wollten auch gerne etwas streichen. Diesen Wunsch wies Tom aber zurück, denn „das kann schließlich nicht jeder“. Nach einer Weile ließ er sich aber erweichen und gestattete seinen Freunden gegen Zahlung eines kleinen Entgelts ebenfalls den Pinsel zu schwingen. Die Arbeit war in Windeseile getan, alle hatten ihren Spaß und Tom sogar einen kleinen Nebenverdienst.

Aus der Cleverness des jugendlichen Helden entstehen die Grundsätze für das „Tom Sawyer-Prinzip" beim Delegieren:

- Den Sinn der Arbeit erläutern.
- („Durch den Einsatz der Software X erreichen wir...")
- Deutlich machen, welche besonderen Fähigkeiten/Fertigkeiten diese Aufgabe erfordert. („Ich benötige dafür jemanden, der..."). Allerdings sollte hier nicht übertrieben werden, um den Mitarbeiter nicht abzuschrecken.
- Erläutern, warum ausgerechnet die angesprochene Person die Aufgabe eigenverantwortlich übernehmen sollte („Sie haben kürzlich die Fortbildung in ..." oder „Sie haben Erfahrung in...").

Für das Delegieren von Aufgaben innerhalb der Zahnarztpraxis sind vor allem „Stärken" und „Möglichkeiten" von Bedeutung. Je nach Führungsstil des Zahnarztes lassen sich im Idealfall immer breitere Aufgabenbereiche an Mitarbeiter mit bereits „vorhandenen Stärken" bzw. guter „möglicher Entwicklung" delegieren.

## Was ist Ihnen Ihr Seelenfrieden wert?

Um ein Gleichgewicht zwischen Arbeits- und Privatleben herstellen zu können, muss sich der Zahnarzt also Zeitressourcen schaffen und Belastungen reduzieren. Doch woher wollen Sie wissen, wie viel Ausgleich Sie zur Arbeit brauchen und welche Aktivitäten am besten zu Ihnen passen? Hier ist eine Überprüfung Ihrer Werte gefragt. Dabei sind Ihrer Individualität als Mensch keine Grenzen gesetzt: Toleranz, Freundschaft, Familie oder anderen zur Seite stehen sind ebenso möglich wie Autorität, Macht oder Karriere. Tatsächlich hatte ich in meiner Eigenschaft als Berater einen Kunden mit altruistischer Ader. Er fand seinen Ausgleich darin, einmal in der Woche obdachlose oder mittellose Patienten kostenlos zu behandeln und wollte sich genau hierfür Freiräume schaffen. Was uns zufrieden macht, kann also sehr unterschiedlich sein.

Der Psychologe und Volkswirt, Dr. Rainer Lindberg, berät Zahnärzte seit Jahren in Fragen der Lebens- und Finanzplanung. Seiner Meinung nach betrifft die Balance folgende zentrale Lebensbereiche[8]:

- Arbeit und Finanzen (Ziele und Planung)
- Soziales (Familie und Freunde)
- Gesundheit und Fitness (körperlich/geistig)
- Spiritualität (Psycho-Edukation, Persönlichkeitsentwicklung)
- Altruismus

Sind diese Bereiche unzureichend besetzt oder im Ungleichgewicht, birgt das immer ein Gefahrenpotential. Dazu gehört zum Beispiel, dass die eigene Existenz als sinnlos empfunden wird („Was mache ich hier eigentlich noch?"). Mangel an Selbstmotivation („Ich habe dazu einfach keine Lust mehr") und Stress („Es wird mir langsam alles zu viel") münden nicht selten in beängstigenden Krankheitsbildern wie Burnout („Meine Arbeit taugt eigentlich nicht mehr viel") oder einer handfesten Depression („Die Tage werden immer grauer"). Im Ergebnis ist das Leben einfach mehr nicht kohärent („Die Dinge passen nicht mehr zusammen!"). Gerade im stressigen Praxisalltag ist es deshalb wichtig, sich die richtigen Fragen zu stellen. Der Zahnarzt als Mediziner und Unternehmer läuft wegen dieser Doppelbelastung sonst schnell Gefahr, seine Bedürfnisse zu vernachlässigen.

- Sind alle Lebensbereiche zumindest teilweise besetzt?
- Besteht Balance zwischen den Bereichen?
- Empfinde ich Defizite?
- Wo? In welchem Ausmaß?
- Fehlt mir etwas, aber ich weiß nicht was?

---

8 Dr. Rainer Lindberg, Dörphof in Schleswig Holstein

## Analyse anstatt Scheuklappen

Eingangs habe ich bereits erwähnt, dass gerade Zahnärzte wegen falscher Scham häufig davon Abstand nehmen, auch ihren seelischen Bedürfnissen Aufmerksamkeit zu widmen. Dennoch ist eine Analyse der Work-Life-Balance genauso wichtig für Ihren Erfolg wie Personalmanagement oder ein effektives Controlling. Leidet zum Beispiel Ihre Selbstmotivation? Dann ist es höchste Zeit, sich aktiv um die eigene Psychohygiene zu kümmern. Wer in den zentralen Lebensbereichen Neues dazulernt, gewinnt neue Impulse, die er auch in den Praxisalltag einbringt, und formt seine Persönlichkeit. Und nicht zuletzt – Freude am Leben bewusst wahrzunehmen ist immer ein wichtiger Schritt zum Gleichgewicht zwischen Privat- und Berufsleben.

Es lohnt sich, für einen Ausgleich zum beruflichen Alltag zu sorgen, denn gut organisierte Menschen, deren Lebensbereiche sich im Gleichgewicht befinden, sind besser gegen Dauerstress geschützt, ertragen Belastungen besser und bauen Stress schneller ab.

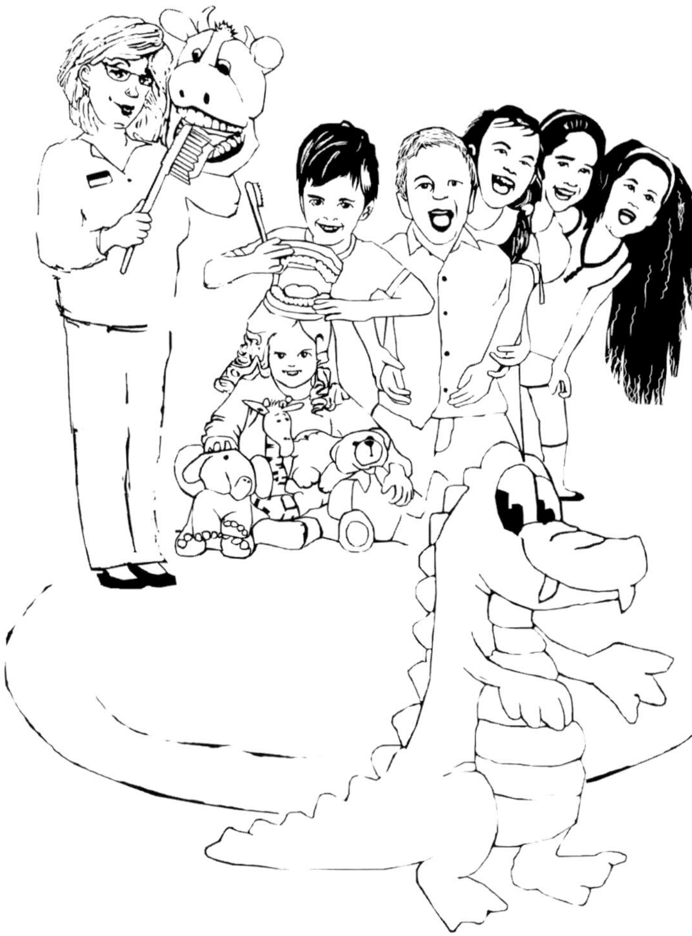

# Gelungene Übernahme – drei Jahre später

# 12

„Das Leben ist ganz Beliebigkeit und Wirrnis; die Kunst ganz Unterscheidung und Auswahl.“ *(Henry James)*

*„Wie war die Fortbildung?“, ruft Susi ihrer Kollegin Gülay zu, die sich gerade umständlich aus ihrem Mantel schält. „Super!“, nuschelt sie in den dicken Schal um ihrem Hals. „Aber das wirst Du noch im Detail erfahren. Morgen in der Teamsitzung liefere ich wie immer eine exklusive Zusammenfassung, nur für Euch.“ Mit eiligen Schritten entschwindet die junge Kollegin in Richtung Prophylaxezimmer. Dort wartet bereits Nadine auf sie. Vor einem Jahr hatte Dr. Sommer beschlossen, die Prophylaxe auszubauen und eine weitere Prophylaxehelferin einzustellen. Gülay hatte Nadine unter den vielen Bewerberinnen selbst mit ausgesucht und fühlt sich deshalb für sie besonders verantwortlich. Aufmunternd lächelt sie ihren Schützling an. „Bist Du aufgeregt wegen heute Mittag?“ Der Pferdeschwanz der jungen Frau mit den kastanienbraunen Haaren wippt hin und her, als sie energisch den Kopf schüttelt. „Ich habe drei Neffen und zwei Nichten in diesem Alter. Glaub' mir Gülay, ich bin als Kinderdompteuse durchaus erfahren.“*

*„Dann muss ich mir ja keine Sorgen machen wegen der kleinen Monster“, sagt Gülay freundlich. Nadine ist die erste, die in*

*ein neues Projekt eingebunden wird, das Dr. Sommer und Gülay sich gemeinsam ausgedacht haben. Sie besuchen einmal im Monat Kindergärten und zeigen den Jungen und Mädchen auf spielerische Weise, wie sie ihre Zähne richtig putzen. Der Blick der Prophylaxehelferin fällt auf ein grünes Krokodil aus Plastik mit leuchtend weißen Zähnen. „Wie ich sehe, hast Du Dir Verstärkung geholt." Sie zeigt auf das geöffnete Maul des Kunststoffreptils. „Das ist Emil und der gehört einer meiner Nichten", erklärt Nadine. „Die Kids spielen immer auf Familienfesten mit ihm und lieben es." Die Brünette drückt auf einen der Krokodilszähne, der daraufhin mit einem leisen „Klick" im Kiefer der Spielfigur verschwindet. „Die Zähne sind alle beweglich. Die Kinder dürfen also reihum drücken, aber irgendwann schnappt das Krokodilmaul zu."Nadine unterbricht ihre Ausführungen, als sie Gülays entgeisterten Gesichtsausdruck bemerkt. „Nein, keine Angst", prustet sie los. „Es werden keine Gliedmaßen abgebissen und es tut nicht weh. Es geht um den Spaßfaktor und nicht darum, die Kinder zu erschrecken." „Sehr beruhigend", erwidert die Ältere erleichtert. „Ich weiß noch nicht, ob ich die Jungs und Mädels einfach eine Runde mit Emil spielen lasse, um das Eis zu brechen, oder ob ich es so einrichte, dass derjenige, der gebissen wird, die Zahnbürste an unserem Mustergebiss schwingen muss", überlegt Nadine. „Sie werden Dir in jedem Fall aus der Hand fressen", bemerkt Gülay schmunzelnd. „So wie das ganze Team, wenn Du morgen wieder eines Deiner tollen Referate über die letzte Fortbildung hältst", lobt Nadine ihre Kollegin, die prompt errötet. „Ich meine das ernst. Du vermittelst den Stoff so verständlich, dass Du eigene Fortbildungen halten solltest." Gülay beginnt damit, die Perio-Pulver für die professionelle Zahnreinigung vorzubereiten. „Wer weiß, vielleicht werde ich genau das ja eines Tages tun. Morgen allerdings ist mein Referat nicht der einzige Punkt auf der Tagesordnung." Nadine, die gerade dabei ist, den Terminplaner mit der neuen Praxissoftware auf den Bild-*

*schirm hochzuladen, lächelt wissend: „Du meinst die Vorauswahl der Bewerberinnen für die Nachfolge von Gabi. Für mich ist das irgendwie immer noch surreal. Ich bin ja selbst gerade mal ein Jahr hier und in der Praxis, in der ich vorher gearbeitet habe, wäre es ein Ding der Unmöglichkeit gewesen, dass die Helferinnen mit in die Personalauswahl einbezogen werden."*

*„Bei Dir haben wir das letztes Jahr zum ersten Mal praktiziert und gleich gute Erfahrungen gemacht", erinnert sich Gülay. Sie hat auch immer noch den Tag vor Augen, als Dr. Sommer ihr den ersten Stapel Bewerbungsunterlagen ins Prophylaxezimmer gebracht hatte. Sie war völlig verdattert gewesen, weil sie zehn Kandidatinnen heraussuchen sollte, die ihr geeignet erschienen. „Sie müssen mit der neuen Kollegin auskommen und sie einlernen, dann sollten Sie auch mit entscheiden", hatte er ihr damals mit auf den Weg gegeben.*

*Die Schwangerschaft von Gabi kam nicht überraschend. Sie hatte nie einen Hehl daraus gemacht, dass sie sich eine Familie wünscht. Aber alle hatten damit gerechnet, nur eine Schwangerschaftsvertretung suchen zu müssen. Jetzt hatte ihr Mann ein attraktives berufliches Angebot in Berlin erhalten, das er aller Wahrscheinlichkeit nach annehmen würde. Gabi war traurig, dass Sie wohl nach dem Mutterschutz nicht an ihren Arbeitsplatz zurückkehren würde. In den vergangenen drei Jahren waren die Ziele ihres Chefs immer mehr zu ihren eigenen geworden. Mitzuerleben, wie das Team an den neuen Aufgaben wächst, hatte bei ihr eine Zufriedenheit ausgelöst, die sie so nicht kannte. Jetzt hoffte sie in Berlin auf einen ähnlich aufgeschlossenen Praxisbetreiber, bei dem sie ihre Erfahrungen nach der Babypause einbringen konnte. Gülay schien es, als sei es gestern gewesen, dass die resolute Brünette mit der kleinen Konzentrationsfalte auf der Stirn Instrumente sterilisierte. Und heute würden sie in der Teamsitzung darüber sprechen, welche der Bewerberinnen sie ersetzen sollte. „Leben ist Veränderung", sagt Nadine lei-*

*se, als ob sie die Gedanken ihrer Kollegin lesen könnte. „Und außerdem ist das letzte Wort noch nicht gesprochen. Vielleicht nimmt Gabis Mann diesen Job in Berlin ja doch nicht an." Gülay dreht sich zu der jungen Frau um: „Vielleicht hast Du recht. Dr. Sommer sucht aber auch in dem Fall, dass Gabi überraschend in die Praxis zurückkehrt, eine Verstärkung. Sie sollte vielseitig einsetzbar sein und möglichst sogar Erfahrung mit moderner Verwaltungssoftware für Zahnärzte haben. Er plant diese zukünftige neue Mitarbeiterin nämlich auch als Assistentin für Frau Redlich ein. Das heißt, sie soll ihr nicht nur zur Hand gehen, sondern auch deren Urlaubsvertretung übernehmen können."*

*Nadine nickt bedächtig, während sich Gülay energisch von ihrem Stuhl erhebt: „Wollen wir zu Susi an die Anmeldung gehen und die Pläne für die Recall-Patienten durchgehen bevor Du in den Kindergarten musst?" „Aber sicher", antwortet diese beschwingt. „Weißt Du eigentlich schon das neuste?" „Du wirst es mir sicher gleich verraten", frohlockt Gülay. „Dr. Sommer wird zukünftig diejenigen Teilnehmer an einer Fortbildung mit einem Gutschein belohnen, die zwei Maßnahmen aus der Veranstaltung mitbringen, die direkt in der Praxis umgesetzt werden können. Diesmal wird es übrigens ein Massage-Gutschein sein. Interessiert?" Gülay lächelt selbstbewusst: „Ich kann bereits fühlen, wie begnadete Hände meinen Rücken kneten", sagt sie und geht Richtung Anmeldung voraus.* ■

Aus den Mitarbeitern von Dr. Degen ein Team zu formen, war eine der wichtigsten Aufgaben von Dr. Sommer auf seinem Weg als zukünftiger Praxischef. Deshalb hat er entgegen anfänglichen Zweifeln bei seinem Personal und seinem Kollegen das System der leistungsgerechten Entlohnung eingeführt. Gute Mitarbeiter zu fördern und langfristig an die Praxis zu binden, war dabei sein wichtigstes Ziel. Dennoch steht ein Zahnarzt als Unternehmer auch regelmäßig vor der Herausforderung, neue Mitarbeiter rekrutieren zu müssen – sei es, weil er die Praxis vergrößern möchte, oder einfach, weil er Mitarbeiter ersetzten muss. Die Gründe hierfür sind vielfältig. Gerade in dieser Branche, wo noch immer der Großteil der Mitarbeiter weiblich ist, wird der niedergelassene Zahnarzt mehr als einmal vor dem Problem stehen, dass eine seiner Angestellten schwanger wird und er längere Zeit oder gar endgültig auf sie verzichten muss. In unserer Geschichte folgt Gabi darüber hinaus noch ihrem Ehepartner in eine andere Stadt. Manchmal möchten sich Mitarbeiter auch einfach beruflich verändern, können sich nicht ins Team integrieren oder ihre Leistungen sind so indiskutabel, dass getrennte Wege die einzig sinnvolle Lösung darstellen. Das Risiko, Helferinnen auf diese Weise zu verlieren, kann ein niedergelassener Zahnarzt allerdings erheblich reduzieren, indem er von Anfang an Mitarbeiter rekrutiert, die für seine Praxis die besten Voraussetzungen mitbringen – sowohl fachlich als auch charakterlich.

## Besondere Mitarbeiter erfordern besondere Maßnahmen

„Es gibt einfach kein gutes Personal." Diesen Satz hat wohl jeder Zahnarzt schon einmal von einem Kollegen gehört. „Jammern auf hohem Niveau", möchte man denken. Schließlich zählt der Beruf der „Zahnmedizinischen Fachangestellten" zu den beliebtesten Ausbildungsberufen und steht mit 33.000 Berufseinsteigerinnen pro Jahr auf Platz 5 in der Liste der Ausbildungsstatistik. Manchmal habe ich den Eindruck, dass Zahnärzte deshalb so wenig Sorgfalt auf die Auswahl ihrer Helferinnen verwenden, weil ihnen dieser nie endende Pool zur Verfügung steht. Frei nach dem Motto: „Wenn ich mit einer nicht zufrieden bin, versuche ich es eben mit der nächsten." Dass jedes gescheiterte Recruiting unnötig Zeit und Geld kostet, scheint den „Personalchef-Zahnarzt" nicht zu interessieren. Auch dass es möglich ist, Patienten zu verlieren, die eine ständige Fluktuation bei den Helferinnen als Folge von mangelnder Kompetenz im Praxisbetrieb deuten, ist vielen nicht klar.

Das ist besonders verwunderlich, wenn man sich ins Gedächtnis ruft, wie viel Aufwand Zahnmediziner betreiben, bevor sie sich zum Beispiel neue technische Geräte anschaffen. Da werden Fachzeitschriften gewälzt, Experten befragt, mehrfach überprüft, ob die Eigenschaften des Geräts den spezifischen Ansprüchen genügen und schließlich alles noch einmal überdacht. „Da geht es ja auch um eine beträchtliche Summe Geld!", werden Sie jetzt entgegnen. Das ist zwar nicht von der Hand zu weisen, aber haben Sie sich schon einmal klar gemacht, welche Summen bei der Einstellung einer neuen Mitarbeiterin im Spiel sind? 30.000 Euro kostet Sie jeder Fehlgriff bei der Personalauswahl. Dabei kennen viele Zahnärzte durchaus den Wert eines freundlichen Gesichts für die Patientenbindung. Doch wer ehrgeizige Ziele für die Entwicklung seiner Praxis hat, schafft das nicht mit 08/15-Helferinnen. Wer Mitarbeiterinnen sucht, die sich von der Masse abheben, muss selbst aktiv werden.

## Ungewöhnliche Wege führen zum Ziel

Was kommt Ihnen zuerst in den Sinn, wenn Sie eine neue Helferin suchen? Die meisten würden wohl an eine klassische Stellenanzeige in der regionalen Tageszeitung denken. Das ist grundsätzlich nicht falsch und vermutlich werden Sie mit einer Flut von Bewerbungen rechnen können. Doch wie finden Sie diejenigen Helferinnen, die auch bereit sind, mit Ihnen gegen den Strom zu schwimmen? Da gibt es ebenso einfache wie wirksame Methoden: Wenn Sie eine Anzeige schalten, die ja ebenfalls mit erheblichen Kosten verbunden ist, dann versuchen Sie doch einmal den Kreis der Adressaten auf Bewerber zu konzentrieren, mit denen Sie wirklich etwas anfangen können. Ein Beispiel: Für Ihre Ziele als Unternehmer möchten Sie Helferinnen mit ins Boot holen, die fachlich überdurchschnittlich interessiert sind und sich deshalb aus eigener Initiative im zahnmedizinischen Bereich weiterbilden. Dann schalten Sie besagte Anzeige doch einmal in einer Fachzeitschrift – gerne auch in Medien, die nicht nur Helferinnen, sondern auch Zahnärzte ansprechen. Eine Helferin, die wissen will, wovon ihr Chef spricht, ist auch ehrgeizig genug um IHRE Ziele zu verinnerlichen.

> ! *Auch hier macht wieder der Ton die Musik: Wählen Sie nicht nur die Zeitschriften, in denen Sie inserieren möchten, sorgfältig aus, sondern auch Ihre Worte.*

Gerade bei Anzeigen kommt es weniger auf die Menge der Informationen an, als vielmehr darauf, dass Sie die richtigen Informationen vermitteln. Verschwenden Sie den Platz, der Ihnen zur Verfügung steht, nicht mit allgemeinen Phrasen oder Selbstverständlichkeiten. Dass Sie eine kompetente und belastbare ZFA zur Stuhlassistenz benötigen, können sich Ihre potentiellen Bewerberinnen selbst denken. Eine besonders qualifizierte und ehrgeizige Kraft wird sich nicht durch eine Formulierung angesprochen fühlen, die suggeriert, dass Sie „irgendjemanden" suchen. Stellen Sie stattdessen die Besonderheiten und Schwerpunkte Ihrer Praxis heraus. Bei den Anzeigenpreisen, die Sie heute investieren müssen, sollte eine Stellenannonce gleichzeitig eine Imagewerbung für Ihre Praxis sein. Haben Sie besondere Ansprüche, eine eigene Philosophie oder Ziele, die Sie erreichen möchten? Dann schreiben Sie das auch! Gibt es Gründe, warum der Arbeitsplatz in Ihrer Praxis für jemanden, der Einsatz zeigt, besonders attraktiv ist? Dann sollte sich das auch in der Anzeige wiederspiegeln. Das kann zum Beispiel auch das Konzept der leistungsgerechten Entlohnung sein. Jetzt werden Sie vielleicht entgegnen, dass Worte nicht Ihre große Stärke sind. Das ist verständlich. Aber vielleicht gibt es in einem Ihrer Netzwerke jemanden mit entsprechenden Kompetenzen. Bitten Sie ihn, sich die Anzeige anzusehen, bevor Sie in den Druck geht. Möglicherweise lohnt es sich für Sie auch, einem Profi die Formulierungen zu überlassen. Investitionen in gutes Personal sind nie vergebens.

Eine Möglichkeit, die von Zahnärzten oft übersehen wird, ist ein Blick in die Stellengesuche. Eine Fachkraft, die nicht wartet, bis der „Traumjob" am Horizont auftaucht, sondern selbst aktiv wird, fällt in aller Regel auch in Ihrer Praxis nicht durch Passivität unangenehm auf. Ähnlich verhält es sich mit vielversprechenden Initiativbewerbungen. Überlegen Sie zweimal, bevor Sie diese im Reißwolf verschwinden lassen. Auch wenn Sie gerade keinen Bedarf haben – Gründe, warum Sie auch kurzfristig eine Mitarbeiterin ersetzen müssen, gibt es viele. Gabi aus unserer Geschichte ist ein Beispiel dafür. Dass Sie das Einverständnis der Bewerberin einholen, wenn Sie ihre Unterlagen für den „Ernstfall" aufbewahren, versteht sich von selbst.

Weil ich gerade von Möglichkeiten spreche, die so einfach sind, dass sie niemand in Betracht zieht: Gibt es in Ihrem Umfeld auch Fälle, in denen jemand, der sich beruflich verändern will, „zufällig" von jemandem hört, der eine Kraft sucht, die genau seinem Profil entspricht? In anderen Branchen setzen Arbeitgeber nicht selten eher auf persönliche Empfehlungen als auf Stellenanzeigen. Auch solche Chancen sollten Sie beim Recruiting nicht außer Acht lassen. Erkundigen Sie sich also ruhig im Kollegenkreis, ob jemand eine gute Auszubildende kennt, die vielleicht nicht übernommen werden konnte. Fragen kostet nichts und führt unter Umständen zu überraschenden Ergebnissen. Auch eine von Ihnen besonders geschätzte Mitarbeiterin nach geeigneten Bewerberinnen zu fragen, kann eine sinnvolle Maßnahme sein.

An dieser Stelle noch ein Tipp aus meiner Berufserfahrung als Berater: Der vielzitierte „Tellerrand", über den zu blicken ist, spielt auch bei der Suche nach gutem Personal eine Rolle. Wer nach Spezialisten Ausschau hält, sollte diesen auch eine Chance geben. In unserer Geschichte hat Susi einschlägige Erfahrungen im Hotelfach gesammelt, die ihr jetzt an der Anmeldung zu Gute kommen. Dieses Modell ist für viele Bereiche in der Zahnarztpraxis denkbar. Gerade was das Handling mit Zahlen, Verwaltung oder wirtschaftlichen Zusammenhängen im Allgemeinen angeht, habe ich schon erlebt, dass Zahnärzte positive Erfahrungen mit ausgebildeten Bankkauffrauen, Verwaltungsfachangestellten oder Buchhalterinnen gemacht haben. Je nachdem wie attraktiv Sie diesen Arbeitsplatz gestalten, ist er auch für vermeintlich „Fachfremde", die Ihnen entscheidend weiterhelfen können, erwägenswert.

## Genauer hinsehen lohnt sich

Für den ersten Eindruck gibt es bekanntlich keine zweite Chance. Die Bewerbungsunterlagen sind ein solcher erster Einblick und verdienen deshalb Ihre volle Aufmerksamkeit. Es hat seinen Grund, warum die gesamte Ratgeberliteratur zum Thema „Bewerbung" gebetsmühlenartig den Stellenwert dieser „persönlichen Visitenkarte" hervorhebt". Egal, ob die Bewerbung schriftlich oder elektronisch vorliegt, Sie können schon viele Informationen über den Urheber daraus ableiten, ohne ihn mit eigenen Augen gesehen zu haben. Denn wer sich selbst „schlecht verkauft", ist höchstwahrscheinlich auch nicht motiviert, die Philosophie Ihrer Praxis gegenüber den Patienten zu repräsentieren.

- **„Seehr geährter Dr. Somma" – Das Anschreiben**
  Wimmelt bereits das Anschreiben von Flüchtigkeitsfehlern, wird die Sorgfalt der Bewerberin bei ihren täglichen Aufgaben vermutlich auch nicht besonders ausgeprägt sein. Ebenfalls wichtig: Geht sie in ihrem Anschreiben auf Details aus Ihrer Stellenanzeige ein oder wirkt es wie ein Serienbrief? So wird schnell klar, ob die Kandidatin daran interessiert ist, sich in IHRER Praxis einzubringen oder ob sie nur irgendeinen Arbeitsplatz sucht, wo sie Dienst nach Vorschrift verrichten kann.

- **„Kaffeeflecken und Lücken" – Die Unterlagen**
  Selbst wenn Sie sich nicht nachsagen lassen wollen, Sie seien pingelig: Ob die Unterlagen sorgfältig und ordentlich erstellt

wurden, sagt durchaus auch etwas über die Arbeitseinstellung Ihrer potentiellen neuen Mitarbeiterin aus. Wenn die Arbeitszeugnisse Rückschlüsse darauf zulassen, dass sie als Tellerersatz für ein Wurstbrot dienten, nimmt es die Bewerberin mit den Hygienevorschriften in Ihrer Praxis sicher auch nicht so genau. Das gilt auch für die Vollständigkeit der Dokumente (Lebenslauf, Arbeitszeugnisse, Schulzeugnisse). Auch wenn gerne der Begriff vom „Mut zur Lücke" bemüht wird, die wichtigsten Unterlagen sollten Ihnen schon vorliegen. Oder würde es Ihnen gefallen, wenn besagte Mitarbeiterin bei den Farbinformationen für das Labor einfach die ein oder andere weglässt? Auch im Lebenslauf ist bei auffälligen Lücken Vorsicht angebracht. Insbesondere, wenn sich diese nicht aus dem Zusammenhang erschließen. Das Gleiche gilt bei häufigen Stellenwechseln. Nicht immer sind die anderen schuld.

- **„Sie war stets bemüht" – Die Arbeitszeugnisse**
  Dass die verklausulierte Sprache in Arbeitszeugnissen ihre Tücken hat, wissen wir alle. Denn eine auf den ersten Blick positive Formulierung kann versteckte Warnungen enthalten. Gerade wenn Sie als Berufsanfänger noch keine einschlägigen Erfahrungen auf diesem Gebiet haben, sollten Sie sich im Internet oder mit Hilfe von Zeugnisratgebern informieren. Auch ein erfahrener Kollege kann helfen.

- **„Eierlegende Wollmilchsäue und Sonnenscheinchen" – Muss-Anforderungen und Soft Skills**
  Eine Bewerberin kann nicht alles können. Um zu entscheiden, wer am besten in Ihr Team passt, ist es ohnehin viel wichtiger, dass Sie als Chef wissen, welche speziellen Anforderungen Sie an Ihre zukünftige Mitarbeiterin stellen. Soll sie über bestimmte Berufserfahrungen oder Fortbildungen verfügen? Auch das Thema Soft Skills sollten Sie nicht unterschätzen. Fachliche Kompetenz

ist wichtig. Aber wenn Eigenschaften wie Freundlichkeit, eine positive Grundeinstellung, Lernbereitschaft, Ehrlichkeit, Teamfähigkeit oder Loyalität fehlen, wird der Arbeitsalltag mit der vermeintlichen „Traumbesetzung" schnell zum Alptraum. Denn ein kompetenter „Stinkstiefel" tut keiner Praxis gut. Loyalität ist eine der wichtigsten Kompetenzen, die eine Mitarbeiterin haben kann – das möchte ich hier nochmals betonen. Eine loyale Mitarbeiterin redet nicht schlecht über den Chef oder Kollegen, verbreitet keine Gerüchte und steht hinter dem Arzt und seinen Praxiszielen. Gegen Irrtümer bei diesem Thema ist niemand gefeit. Solche Einschätzungen erfordern Erfahrung und Menschenkenntnis. Oft kann man allerdings schon aus dem „Umgangston" des Bewerbungsschreibens Rückschlüsse ziehen, z. B. ob die Bewerberin ihre Soft Skills im Anschreiben überhaupt erwähnt. Steht bereits eine Vorauswahl mehrerer geeigneter Kandidatinnen fest, hilft es oft, den Vergleich der Bewerberinnen zu visualisieren. Das ist mit einfachsten Mitteln möglich. Ein Diagramm mit zwei Achsen, wobei auf einer die gewünschten Eigenschaften und auf der anderen die Bewerberinnen abgebildet werden, verschafft einen Gesamtüberblick.

- **„Von Sexy-Hexi bis Gouvernante" – das Bewerbungsfoto**
  Eine Bewerbungsrunde ist kein Model-Casting, aber ob das Foto einen seriösen und sympathischen Eindruck macht, ist nicht ganz unerheblich. Nicht nur, dass ein freundliches Lächeln wichtig für Ihre Patientenbindung ist – ein Bewerbungsfoto, das offensichtlich beim letzten Urlaub auf Kreta aufgenommen wurde, ist vielleicht originell, spricht jedoch auch nicht gerade für die Professionalität der Kandidatin. Das heißt ja nicht gleich, das die Bewerberin auf dem Foto wie eine Erbschleicherin aussehen muss, aber Abbildungen im Bikini auf dem heimischen Balkon lassen auch nicht gerade auf den nötigen Ernst für wichtige Aufgaben schließen.

Abschließend noch ein persönlicher Tipp von mir: Die endgültige Entscheidung über die Auswahl der Bewerberinnen kann Ihnen keiner abnehmen. Dennoch muss auch hierbei der Zahnarzt nicht zwangsläufig ein Einzelkämpfer sein. Genau wie in unserer Geschichte, beziehe ich bei der Auswahl von Bewerbern in meinem eigenen Unternehmen die Mitarbeiter der entsprechenden Abteilung mit in die Entscheidung ein – und habe damit bisher nur gute Erfahrungen gemacht. Aus meinem Beraterralltag kann ich berichten, dass auch Zahnärzte auf dieses Mittel zurückgreifen. In welchem Ausmaß und bis zu welchem Stadium der Bewerbungsrunde Sie Ihre Mitarbeiter mit einbeziehen, obliegt Ihrem Gusto. Das kann nur bei der Vorauswahl relevant sein – ich habe aber auch schon erlebt, dass Praxisinhaber Mitarbeiter, denen sie in besonderem Maße vertrauen, zu Bewerbungsgesprächen mit hinzugezogen haben. Die unterschiedliche Perspektive Ihres Mitarbeiters führt möglicherweise dazu, dass er Fragen stellt, die Ihnen nicht sofort in den Sinn kommen. Sie erhalten auf diese Weise wertvolle Informationen über den Bewerber.

! *Mehr Zeit für Bewerbungsgespräche bedeutet weniger Ärger im Praxisalltag*

Ist der Tag gekommen, an dem die Bewerber zum Gespräch erscheinen, können Sie ebenfalls schon im Vorfeld einiges tun, um sich das Leben leichter zu machen. Ich wundere mich zum Beispiel immer wieder darüber, wie wenig Zeit Zahnärzte in diesen wichtigen Teil des Recruitings investieren. Eine halbe Stunde sollten Sie mindestens einkalkulieren. Deshalb macht es auch wenig Sinn, ganze Wagenladungen von Kandidatinnen für einen Tag einzubestellen. Bewährt hat sich eine Zahl zwischen drei und fünf, so dass Sie nicht in Zeitdruck geraten, aber Vergleiche ziehen können. Außerdem empfiehlt es sich, die Gespräche so zu legen, dass es ihnen möglich ist, auch wirklich „bei der Sache" zu sein. Ein Bewerbungsgespräch, das kurz zwischen einer Wurzelbehandlung und einer Kronenpräparation eingeschoben wird, steht unter keinem guten Stern. Dazu gehören aber auch eigentlich banale Dinge, die das Gespräch für beide Seiten angenehmer machen und mögliche Stressfaktoren eliminieren: Legen Sie rechtzeitig fest, in welchem Raum das Gespräch stattfinden soll und sorgen Sie für frische Luft und eine gemäßigte Temperatur. Konversationen in ungeheizten Abstellkammern, in denen Arzt und Bewerber unter Sauerstoffmangel leiden, sind nur selten zielführend. Und um das berühmte „Bauchgefühl" anzusprechen: Dieses emotionale Zünglein an der Waage darf ruhig den Ausschlag bei zwei gleich gut geeigneten Bewerberinnen geben.

Gute Journalisten wissen, dass sie bei Interviews durch sogenannte „offene Fragen" die spannendsten Informationen erhalten. Darunter versteht man Fragen, die nicht mit „Ja" oder „Nein" zu beantworten sind. Auch beim Bewerbungsgespräch können Sie sich getrost daran orientieren. Im Klartext heißt das: Lassen Sie den Bewerber reden und nehmen Sie sich selbst zurück. Nur dann wissen Sie nach dem Gespräch mehr als vorher.

Es empfiehlt sich außerdem, einen standardisierten Katalog von Fragen bereitzuhalten, den Sie bei allen Bewerberinnen einsetzten. Auch das erleichtert den späteren Vergleich. „Fair Play" bewährt sich nicht nur im Sport. Sprechen Sie offen an, was Ihnen wichtig ist: Sie legen Wert darauf, dass sich Ihre potentielle „Neue" teamfähig zeigt und sich zum Beispiel mit ihren Kolleginnen wegen erweiterter Öffnungszeiten abspricht? Oder liegt Ihnen der freundliche Umgangston mit den Patienten besonders am Herzen? Wie überzeugend Ihr Gegenüber darauf reagiert, liefert für Sie wichtige Anhaltspunkte.

## Beispielfragen und Ablauf für Bewerbungsgespräche

1. *Gesprächsbeginn:*
   - Begrüßung, Vorstellung und Warm-up. Eventuell den Grund für die Stellensuche erklären.
2. *Fragen zur Praxis:*
   - Was wissen Sie über unsere Praxis?
3. *Fragen zum zukünftigen Aufgabengebiet:*
   - Wie stellen Sie sich einen Tag bei uns in der Praxis vor?
   - Was erhoffen Sie sich?
   - Welche Wünsche und Ziele haben Sie für Ihre Arbeit bei uns?
4. *Fragen zu: Werdegang/Arbeitssituation/Kompetenz/Leistungsmotivation/Persönlichkeit*
   - Warum möchten Sie Ihren Arbeitsplatz wechseln?
   - Was macht für Sie eine gute Zahnarzthelferin aus?
   - Was spricht für Sie, wo haben Sie noch Lernbedarf?
   - Wie sieht Ihr Lebensplan für die nächsten fünf Jahre aus?
   - Für wen oder was würden Sie sich besonders engagieren?
5. *Situative Fragestellungen:*
   - Helfen, erklären oder telefonieren Sie gerne?
   - Kommen Sie damit zurecht, auch zwei oder drei Dinge gleichzeitig zu tun?
   - Eine Kollegin weist Sie auf einen Fehler hin. Wie reagieren Sie?
   - Eine Kollegin regt sich zum wiederholten Mal auf, dass eine andere Mitarbeiterin während der Arbeitszeit privat telefoniert oder vorgegebene Zeiten nicht einhält. Wie reagieren Sie?
6. *Vorstellung der Praxis und der zu besetzenden Position:*
   - Aufgaben der zu besetztenden Position und Umfeld
   - Meine Erwartungen und die des Teams
   - Hintergrund der Kollegen
   - Einarbeitungszeit
   - Entwicklungsmöglichkeiten

7. *Vertragliche Fragen/Arbeitskonditionen:*
   - Arbeitszeiten
   - Sozialleistungen
   - Gehalt
8. *Gesprächsabschluss:*
   - Können Sie in eigenen Worten zusammenfassen, was Ihnen nach dem Gespräch wichtig erscheint?
   - Sollten wir noch etwas voneinander wissen, bevor wir das Gespräch beenden?
   - Wie sollten wir verbleiben?

„Schnuppertage", bei denen die Bewerberinnen aus Ihrer Endauswahl zur Probe arbeiten, sind heute keine Seltenheit mehr und liefern erste Eindrücke über deren Arbeitsstil. Haben Sie sich für eine der Bewerberinnen entschieden, erleichtert ein vernünftiger Einarbeitungsplan den Start für Sie, Ihr Team und die neue Mitarbeiterin. Wenn bereits festgelegt wird, wer die Kollegin wann und auf welchem Gebiet einarbeitet, entstehen im Praxisalltag keine nennenswerten Verzögerungen und die „Neue" hat nicht das Gefühl hin- und hergeschoben zu werden.

Zusammenfassend lässt sich sagen: Wer bereits eine Praxis führt oder eine Praxis übernimmt, hat viele Möglichkeiten, aus den Mitarbeitern dort ein Team nach seinen Vorstellungen zu formen. Erhalten Sie als Chef sogar die Chance, beim Recruiting aktiv Personal einzustellen, das Ihr Zukunftskonzept von der Praxis verkörpert, sollten Sie die Gelegenheit nicht verstreichen lassen.

# Statt eines Nachworts

## Ende gut. Alles gut?

Da ist er wieder – dieser Moment, wenn wir ein Buch zuklappen, nachdem wir auch die letzte Seite umgeblättert und gelesen haben. Manchmal begleitet von einem satten Grinsen, manchmal auch von einem nachdenklichen Stirnrunzeln. Zwischen zwei Buchdeckeln kann sich vieles verbergen: Information, Unterhaltung, Überraschendes, Anregendes oder einfach nur harte Fakten. Mein Anspruch war es, Ihnen konkrete Lösungsvorschläge für den Umgang mit Ihrem Team zu liefern, damit Sie Ihre Praxis möglichst unkompliziert führen können. Einerseits ging es darum, Ihnen praktische Tipps für die Aufgaben als „Personalchef" im weißen Kittel an die Hand zu geben, anderseits darum, Ihren Blick dafür zu schärfen, wo genau etwas nicht optimal läuft. Das Experiment dabei war die Geschichte, die alle Informationen unterhaltsam verpackt und zusammenhält – denn sind wir mal ehrlich: Wir klappen ein Buch doch lieber mit einem Grinsen zu. Nachdenken dürfen Sie natürlich trotzdem. Aber wo steht geschrieben, dass Ratgeber keinen Spaß machen sollen?

In unserer Geschichte gibt es deshalb auch einige heitere Momente. Das Happy End dient jedoch nicht nur Ihrer Unterhaltung, sondern ist durchaus als Ausblick auf eine ebenso erfolgreiche wie realistische Entwicklung Ihrer Praxis zu sehen. Denn auch wenn Personen und Handlung frei erfunden sind – ich versichere Ihnen, dass jeder Darsteller in unserer Geschichte meinem beruflichen Alltag entsprungen ist. Und hier sind wir wieder bei den mutigen Helden. Wenn dem tapferen Prinzen ein besonderes Schwert in die Hände fällt, so wird er damit alleine den Drachen nicht unschädlich machen. Der springende Punkt ist: Er muss davon überzeugt sein, dass es Sinn macht, den Kampf aufzunehmen. Will sagen: Die wertvollsten Ratschläge werden nichts nützen, wenn ein Praxischef nicht erkennt, welche Rolle seine Mitarbeiter bei der Vision von einer erfolgreichen Zukunft spielen. Die Luft mag für Zahnärzte dünner werden, doch wenn Sie betriebswirtschaftlich intelligent handeln und das Potential Ihres Personals nutzen, sind Hürden wie Konkurrenzdruck oder steigende Anforderungen des Gesetzgebers zu überwinden. Mit einem motivierten Team können Sie diese Herausforderungen Stück für Stück angehen. Das gilt ebenso für mich selbst. Dieses Buch ist auch das Ergebnis der Unterstützung, die ich täglich durch meine hervorragenden Mitarbeiter erhalte. Zu nennen sind hier zum Beispiel Katja Frings, meine unermüdliche Leiterin der Schulungsabteilung, deren harte und gezielte Ausbildung mittlerweile alle „OPTIaner" genossen haben sowie Kathrin Sonka, Leiterin der Produktentwicklung, die mit hohem Einsatz und großem Ehrgeiz unsere Produkte und Dienstleistungen zur Perfektion treibt. Ich danke zudem Diana, Kathrin, Klotzi, Janine, Paul und Thies für ihren Einsatz und großen Spaß im Büro. Ein besonderer Dank gilt Dr. Rainer Lindberg, den ich nicht nur gelegentlich im Golf besiegen darf, sondern den ich als Ratgeber im persönlichen wie beruflichen Bereich zu schätzen gelernt habe. Viele in diesem Buch vorgestellten Methoden sind von ihm mitentwickelt und/oder verfeinert worden. Dr. Diether Reusch danke ich für die gemeinsame Entwicklung des Managementlehrgangs zum „Betriebswirt der Zahnmedizin", in dem wir Zahnmediziner und Praxismanager „führungstechnisch" fit für die Praxis machen, in dieser Form einzigartig in Deutschland. Meinem beruflichen „Ziehvater" Wolfram Greifenberg danke ich für sein Vertrauen, mir bereits frühzeitig knifflige Aufgaben übergeben zu haben. Wolfram, Marlies, Janosch und Janico mit Matthias Büchler gaben mir auch die Möglichkeit, die Gründung und den Aufbau der OPTI Zahnarztberatung GmbH zu betreiben und standen/stehen mir hier immer in allen Situationen zur Seite. Ich schätze hier insbesondere die kurzen informellen Bürobesprechungen, in denen wir richtungsweisende Entscheidungen getroffen haben. Ich danke „unseren" Yvonnes (Hasslinger und Schubert) für die redaktionelle Überarbeitung des Buches sowie dem Quintessenz-Verlag mit dem man – wie ich feststellen durfte – in knappen Gesprächen viel bewegen kann.

Zuletzt – aber eigentlich an erster Stelle – möchte ich meiner Frau Janine, meiner Tochter Linda, meinem Sohn Fabio und meinen Eltern Ingrid und Bernd danken – nicht nur für die mir überlassene Zeit, die vielen Tipps, Ratschläge und Orientierungshinweise, sondern für deren unerschütterlichen Glauben an mich. Das gibt mir Kraft!

DANKE

Verabschieden auch Sie sich von der Vorstellung, ein Einzelkämpfer sein zu müssen und gehen Sie aktiv den Aufbau eines effektiven, verantwortungsbewussten und motivierten Praxisteams an. Dann wird Ihr persönliches Happy End sicher bald Realität. Ich würde mich freuen, wenn dieser etwas andere Ratgeber Sie dabei leitet und unterstützt.

*Ihr Christian Henrici*

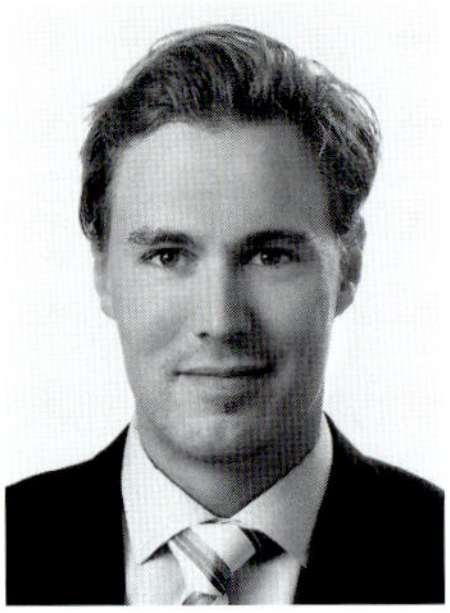

## Christian Henrici

Christian Henrici, Dipl. Kfm., ist seit 2006 Mitbegründer und Geschäftsführer der OPTI Zahnarztberatung GmbH. Zuvor war er für die DAMPSOFT Software Vertrieb GmbH u. a. als Assistent der Geschäftsführung tätig. Als weitere berufliche Stationen, neben dem Studium der Betriebswirtschaft mit dem Diplomarbeitsthema „Betriebswirtschaftliche Optimierung einer Zahnarztpraxis", sind die Tätigkeiten als Projektmanager in einem Unternehmen in Atlanta, USA, und die Ausbildung zum Bankkaufmann zu erwähnen.

Bei der Ausbildung zum „Betriebswirt der Zahnmedizin", dem Managementlehrgang für Zahnärzte der Westerburger Gesellschaft, ist Christian Henrici Lehrbeauftragter und als Referent für Spezielle Betriebswirtschaft, Controlling und Businessplanung berufen.

Christian Henrici ist Autor zahlreicher Fachbeiträge zu den Themen Controlling, Personalführung, Praxismanagement und weiteren speziellen Themen rund um die Zahnarztpraxis.

Christian Henrici, Jahrgang 1981, ist verheirateter Familienvater und lebt auf einem Bauernhof in Schleswig-Holstein.